Sanja Atanasovska

Avaliação da independência de crianças com diagnóstico de paralisia cerebral

Sanja Atanasovska

Avaliação da independência de crianças com diagnóstico de paralisia cerebral

ScienciaScripts

Imprint

Any brand names and product names mentioned in this book are subject to trademark, brand or patent protection and are trademarks or registered trademarks of their respective holders. The use of brand names, product names, common names, trade names, product descriptions etc. even without a particular marking in this work is in no way to be construed to mean that such names may be regarded as unrestricted in respect of trademark and brand protection legislation and could thus be used by anyone.

Cover image: www.ingimage.com

This book is a translation from the original published under ISBN 978-620-2-00326-1.

Publisher:
Sciencia Scripts
is a trademark of
Dodo Books Indian Ocean Ltd. and OmniScriptum S.R.L publishing group

120 High Road, East Finchley, London, N2 9ED, United Kingdom
Str. Armeneasca 28/1, office 1, Chisinau MD-2012, Republic of Moldova, Europe
Printed at: see last page
ISBN: 978-620-7-67166-3

Índice:

Resumo

Atanasovska S. Avaliação da independência de crianças com diagnóstico de paralisia cerebral e hidrocefalia para a realização de actividades quotidianas. Tese de mestrado. Faculdade de Filosofia: Skopje, 2015;

Introdução: A paralisia cerebral é uma lesão crónica, não progressiva, do cérebro, que pode desenvolver-se durante a gravidez, o parto ou nos primeiros anos do período pós-natal (o lento desenvolvimento psicomotor precoce). Esta lesão ou comprometimento das capacidades motoras pode revelar-se na infância. É comum que a criança com paralisia cerebral tenha hidrocefalia diagnosticada. Esta pode ser identificada com o crescimento rápido da cabeça nos primeiros anos.

O modo de vida e o funcionamento quotidiano dependem do tipo de paralisia cerebral e do diagnóstico positivo de hidrocefalia. As crianças com este diagnóstico não conseguem cuidar de si próprias. Perdem a capacidade de controlar os seus músculos. Precisam da ajuda de outra pessoa porque têm dificuldades em transferir-se, sentar-se e levantar-se.

Objeto e objectivos da investigação: O tema desta investigação é a avaliação da capacidade das crianças com diagnóstico de paralisia cerebral e de paralisia cerebral e hidrocefalia para realizarem sozinhas as suas actividades diárias. Os resultados obtidos dão-nos a oportunidade de fazer a correlação de como os cuidados são feitos pelas crianças diagnosticadas com paralisia cerebral e como pelas crianças diagnosticadas com paralisia cerebral e hidrocefalia.

O ponto-chave desta investigação consiste em analisar a forma como este grupo de crianças se debate com as actividades diárias e o nível de autossuficiência ou de dependência de outras pessoas.

Método de investigação: Foram examinados 64 indivíduos, divididos em dois grupos de 32. No primeiro grupo estavam crianças diagnosticadas com paralisia cerebral e no segundo com paralisia cerebral e hidrocefalia. O questionário foi criado especialmente para esta questão. Os resultados desta investigação foram obtidos através do método de comparação.

Resultados: O nível de autossuficiência ou dependência dos outros foi estatisticamente significativo. 90% dos examinados necessitavam de outra pessoa para realizar as actividades diárias e tinham dificuldades e obstáculos para as realizar de forma independente. 62,5% das pessoas com paralisia cerebral e 59,4% das pessoas com hidrocefalia trabalham com a ajuda de instrumentos ou assistência de outra pessoa. Uma grande percentagem de crianças com paralisia cerebral (43,8%) e de crianças com hidrocefalia (40,6%) estão dependentes de outra pessoa quando vão à casa de banho.

Conclusões: De acordo com os resultados desta investigação e o seu tratamento estatístico, confirmou-se que houve significância estatística no nível de autossuficiência ou dependência dos outros para as crianças diagnosticadas com paralisia cerebral e para as crianças diagnosticadas com paralisia cerebral e hidrocefalia. Esta investigação mostrou que as crianças com paralisia cerebral têm um maior comprometimento das capacidades motoras e da mobilidade e, por isso, o seu nível de independência é menor.

Palavras-chave: paralisia cerebral, hidrocefalia, actividades diárias, reabilitação.

INTRODUÇÃO

A definição e o diagnóstico da paralisia cerebral continuam a ser objeto de muitas discussões (1). Em 1962, o ortopedista William John Little descreveu pela primeira vez a paralisia cerebral infantil (2). Em medicina, esta doença é designada por Morbus Little, também conhecida como forma espástica e diplégica da paralisia cerebral infantil. A etiologia, as características clínicas e o tratamento da paralisia cerebral ainda não foram esclarecidos (3). Nos países desenvolvidos, a paralisia cerebral é a causa mais comum de desvios neuromotores graves (4).

A paralisia cerebral é uma lesão crónica e não progressiva do cérebro que ocorre durante a gravidez, o parto ou no período pós-natal nos primeiros anos (atrasos precoces do desenvolvimento psicomotor) (5).

A paralisia cerebral é definida como uma doença não progressiva devida a factores pré-natais, pós-natais e perinatais que causaram uma lesão do sistema nervoso central (6).

A paralisia cerebral infantil é um problema médico, psicológico e social complexo. A própria doença acarreta problemas neurológicos e psicológicos, problemas de aprendizagem, de educação e de emprego (7).

O primeiro sinal de paralisia cerebral que os pais notam nos primeiros meses após o nascimento de uma criança é o atraso no desenvolvimento. As sinergias primitivas da infância continuam e, ao mesmo tempo, podem ser notados sinais de hipertonia, espasticidade ou espasmos intermitentes da forma atetósica da paralisia cerebral (8).

É desejável que a reabilitação de crianças com paralisia cerebral comece numa idade precoce. É muito importante que a criança trabalhe numa equipa constituída por neuropediatra, neurologista, psicólogo, terapeuta da fala, fisiatra, professor de educação especial, oftalmologista, fisioterapeuta e terapeuta do trabalho (9).

As abordagens terapêuticas mais conhecidas no tratamento da paralisia cerebral infantil são: tratamento neurodesenvolvimental - Bobath, Voight e Peto -, educação condutiva, integração sensorial e outras abordagens menos conhecidas e presentes (10).

Muitas vezes, as crianças com paralisia cerebral têm hidrocefalia. O termo deriva da palavra grega "hydro" que significa água e "cephalus" que significa cabeça (11).

É reconhecida na primeira infância devido ao rápido crescimento da cabeça da criança. Para além do aumento da cabeça e do alargamento das fontanelas, a tensão no couro cabeludo aumenta e há uma forte expressão das veias. Para retirar o excesso de líquido e assim evitar a pressão na cabeça, estas crianças devem implantar um tubo de silicone (shanta) (12).

A condição patológica que leva à expansão do espaço intracraniano no qual circula o líquido cefalorraquidiano chama-se hidrocefalia. A acumulação de líquido cefalorraquidiano resulta de uma perturbação da secreção, do fluxo ou da absorção do líquido cefalorraquidiano. A hidrocefalia pode ser natural, quando as causas são diferentes anomalias do desenvolvimento (ex. Mielommeningocela, malformação de Dandy Walker) ou adquirida (ex. Infecções, traumatismos, tumores, estado pós-hemorrágico).

A hidrocefalia é uma condição médica caracterizada pela acumulação anormal de líquido cefalorraquidiano nos ventrículos cerebrais ou cavidades do cérebro e, como consequência, há um aumento da pressão intracraniana. Dependendo da pressão dentro da cabeça, a hidrocefalia pode ser dividida em hidrocefalia normotensa e hipertensa (13).

O diagnóstico da hidrocefalia baseia-se nos sintomas e em diferentes pesquisas de imagem. Nos recém-nascidos e lactentes, devido à abertura das fontanelas, a principal pesquisa diagnóstica é a ecografia. Após o encerramento das fontanelas, o diagnóstico pode ser efectuado por TC ou RMN do cérebro (14).

O tratamento das crianças com hidrocefalia é diferente e consiste em: uma breve observação e avaliação antes de decidir sobre a cirurgia, tratamento medicamentoso para formas mais ligeiras de hidrocefalia e tratamento cirúrgico através da colocação de um tubo de silicone (15).

Esta investigação científica tem vários objectivos. Por um lado, pretende dar uma imagem mais clara do que é a paralisia cerebral e a hidrocefalia, fornecer informação sobre a história destas condições, as suas causas, o seu quadro clínico, que tipos de tratamento existem e qual o seu prognóstico. Por outro lado, pretende-se estimar a independência na realização das actividades diárias e a necessidade de outra pessoa para a sua execução. Esta investigação tem como objetivo apresentar de perto a vida das pessoas com paralisia cerebral e com hidrocefalia na Macedónia, bem como os problemas que enfrentam diariamente. A comparação da realização das actividades diárias de crianças com paralisia cerebral e de crianças com hidrocefalia é descrita neste estudo, bem como o grau de independência destas crianças.

Capítulo 1

1. Base teórica do problema

1.1 Definições para paralisia cerebral

Muitos autores descrevem a paralisia cerebral. No início, na literatura médica, podemos encontrar a paralisia cerebral sob o nome de Morbus Litlle. O ortopedista inglês William John Littlle descreveu 63 crianças com perturbações especiais do movimento, considerando-as como consequência de lesões cerebrais ocorridas durante gravidezes patológicas.

Ainda hoje, a etiologia, as características clínicas e o tratamento da paralisia cerebral não são muito claros para nós. A paralisia cerebral não é apenas um problema médico, é um problema médico, psicológico e social complexo. Existem muitos problemas neurológicos e psicológicos, problemas de aprendizagem, de educação e de emprego (16). Para William John Litlle, estas deformações referem-se a um acidente vascular cerebral do sistema nervoso. A sua investigação mostra que uma grande percentagem dos recém-nascidos nascem na primeira gravidez, nascem prematuramente ou a tempo, mas com baixa massa corporal. Ele observou distúrbios de alimentação e disfunção de movimentos livres, muito frequentemente (17).

De acordo com Levitt e Kuban, a paralisia cerebral é definida como um grupo de perturbações motoras não progressivas, mas frequentemente variáveis, causadas por lesões do sistema nervoso central na fase inicial do desenvolvimento.

De acordo com Fiona e Stanlley, a paralisia cerebral representa um grupo de síndromes não progressivas e frequentemente mutáveis de perturbações motoras causadas por danos ou perturbações do desenvolvimento do cérebro nas fases iniciais do desenvolvimento.

Bax descreveu a paralisia cerebral como uma perturbação não progressiva e alternada do movimento e da postura causada por uma lesão ou perturbação do desenvolvimento do sistema nervoso nas fases iniciais do desenvolvimento (18).

Bax também descreve a paralisia cerebral como "uma perturbação não progressiva da postura e do movimento do corpo devido a uma deficiência ou lesão do cérebro imaturo" (19).

A paralisia cerebral é uma doença não progressiva que limita os movimentos e as actividades da pessoa e que, frequentemente, tem doenças associadas (20).

De acordo com Ingram, a paralisia cerebral não é uma condição transitória (21). O Dr. Phelps escreveu pela primeira vez que a paralisia cerebral pode ser acompanhada de um estado mental normal, mas com perturbações motoras (22).

A paralisia cerebral é um termo não específico que designa as perturbações das funções motoras do corpo, do movimento e da postura, tendo como consequência a paralisia precoce (23).

No American Medical Dictionary, a paralisia cerebral é definida como "um grupo de perturbações progressivas do movimento e da postura causadas por um desenvolvimento anormal ou por uma lesão do centro de controlo motor no cérebro" (24).

A paralisia cerebral é a causa mais comum de desvios neuromotores graves na infância (25).

A paralisia cerebral representa um conjunto de perturbações permanentes, mas variáveis, do movimento e/ou da postura e das funções motoras, causadas por uma deficiência ou lesão não progressiva do cérebro imaturo e/ou do cérebro em fase de desenvolvimento (26).

A paralisia cerebral é uma consequência da perturbação morfológica das estruturas cerebrais e dos centros cerebrais (27).

1.2 Factores etiológicos e prevalência

Muitas vezes, a razão para a ocorrência de paralisia cerebral é desconhecida. Na literatura médica, os factores etiológicos podem ser divididos em pré-natais, perinatais e pós-natais (28). Em 1995, foi introduzido um quarto grupo de factores de etiologia desconhecida. Este grupo corresponde a 50% dos casos (29).

Factores etiológicos pré-natais

- Doença da mãe durante a gravidez, como tuberculose, anemia, doença cardíaca, diabetes, hipertiroidismo, toxoplasmose, rubéola, citomegalovírus, herpes simples, eclampsia, etc;

- consumo de substâncias tóxicas durante a gravidez, nicotina, álcool, drogas, etc;

- traumatismo da mãe durante a gravidez: anóxia, hemorragia, etc;

- deficiência de vitaminas e má nutrição durante a gravidez e

- anomalias cromossómicas.

Factores etiológicos perinatais

- Anoxia que ocorre como resultado de anemia grave, anestesia, envenenamento por CO, hemorragia, infecções placentárias: sepsis, herpes, HIV, encefalite, meningite, etc;

- traumatismos de parto: compressão, hemorragia, asfixia, danos mecânicos, edema, trombose, etc. e

- iterícia prolongada.

Factores etiológicos pós-natais

- Abcesso;

- meningoencefalite (bacteriana, viral, toxoplasmose);

- trombose;

- má nutrição (perturbação do crescimento dos órgãos, crescimento mais lento, nomeadamente do cérebro);

- febre, diarreia, anorexia, convulsões, hiperventilação;

- factores metabólicos: síndrome de Ray;

- problemas vasculares;

- neoplasias e

- falta de oxigénio.

Outros factores responsáveis pela ocorrência de paralisia cerebral pertencem ao grupo dos factores sociais e biológicos. Aqui podemos destacar a idade da mãe. O maior risco são as mulheres que se tornam mães com menos de 20 e mais de 34 anos. A origem reprodutiva, o nascimento de mais de 4 filhos, o estatuto social da família e o facto de ter ou não um filho com paralisia cerebral (30).

A razão para a ocorrência de paralisia cerebral é a lesão cerebral no período perinatal ou no início da fase de lactação. Nos últimos anos, foram realizados muitos estudos epidemiológicos nos quais foram estabelecidos múltiplos factores de risco para a ocorrência de paralisia cerebral. Ficou provado que as crianças com paralisia cerebral nascem após uma gravidez patológica ou durante o parto. Entre os factores de risco mais importantes incluem-se: baixo peso à nascença e prematuridade (31,32).

Incidência e prevalência da paralisia cerebral

Na Austrália, a cada 15 horas nasce uma criança com paralisia cerebral. O número de pessoas com paralisia cerebral na Austrália é de 34 000. A nível mundial, esse número é de 17 milhões (33).

De acordo com os estudos sobre a paralisia cerebral na Europa, em cada 1000 nados-vivos, duas crianças têm paralisia cerebral. As estatísticas são mais elevadas no género masculino. O rácio é de 1,33:1. A prevalência na Europa e na Austrália é de 35 a 79,5 por 1000 nados vivos para crianças nascidas entre as 28 e as 31 semanas de gestação e de 1,1 a 1,7 por 1000 recém-nascidos a partir das

37 semanas de gestação.

91% das crianças no Reino Unido têm uma forma espástica de paralisia cerebral. Quase 1/3 das crianças têm deficiências adicionais na função dos membros inferiores. Quase % de todas as pessoas com paralisia cerebral têm danos na função dos membros superiores. Existem variações que dependem da localização geográfica. A CSPE comunicou informações segundo as quais, entre 1980 e 1990, cerca de 4 500 crianças com mais de 4 anos de idade sofreram de paralisia cerebral durante o período pré-natal ou neonatal e 31% delas têm perturbações mentais (34).

1.3 Diagnóstico precoce da paralisia cerebral

O diagnóstico dos distúrbios do movimento cerebral chamados síndroma de distonia ou criança nervosa de risco significa geralmente o mesmo diagnóstico. Trata-se, na verdade, de um diagnóstico de trabalho que descreve a situação atual, ou seja, que existe um certo desvio do desenvolvimento normal, que é, de facto, um desvio do desenvolvimento motor normal (35).

Normalmente, a paralisia cerebral não pode ser diagnosticada numa fase inicial da lactação. Quando o médico reconhece os primeiros problemas com os músculos, bem como atrasos no desenvolvimento, fraqueza, espasticidade ou falta de coordenação, tenta monitorizar a criança para poder determinar se os sintomas revelam paralisia cerebral ou outra doença que progride lentamente e pode ser curada. Por vezes, o tipo específico de paralisia cerebral não pode ser identificado antes de a criança atingir os 18 meses (36).

A paralisia cerebral é diagnosticada quando são excluídas as doenças do síndroma motor que ocorre na infância. Não existem marcadores biológicos ou sintomas específicos que apontem para este diagnóstico. A combinação da história clínica e do relatório físico é a base do diagnóstico. Os recém-nascidos com antecedentes médicos - dificuldades no parto ou na primeira infância, tal como todos os prematuros, devem ser monitorizados intensivamente. Existem vários sintomas que podem orientar para o desenvolvimento de paralisia cerebral, sendo fundamental uma perturbação do tónus muscular, desenvolvimento motor lento, alteração da dinâmica dos reflexos básicos e reacções posturais patológicas (37,38).

Para o diagnóstico da paralisia cerebral, para além do exame clínico neurológico efectuado por uma equipa médica (fisiatra, oftalmologista, otorrinolaringologista, ortopedista, psicólogo, terapeuta da fala) e dos desvios do desenvolvimento nervoso associados, são utilizados vários métodos de diagnóstico. Nos últimos 20 anos, a ultrassonografia intracraniana é o método utilizado para diagnosticar e monitorizar o resultado das alterações estruturais após danos cerebrais perinatais, a localização e a extensão dos danos, bem como a hemorragia hipóxico-isquémica e periintraventricular. (39.40).

Quando a criança tem 2 anos de idade, o médico pode prever e determinar se se trata de hemiplegia, diplegia ou tetraplegia. É ainda mais difícil prever a capacidade de falar ou a capacidade mental (41).

O desenvolvimento normal da criança, que alcança os brinquedos (3-4 meses), senta (6-7 meses) e anda (10-14 meses), baseia-se nas funções motoras. O atraso no desenvolvimento destas funções motoras fundamentais pode fazer com que os médicos suspeitem do aparecimento de paralisia cerebral. Para além do atraso no desenvolvimento das funções motoras, antes de diagnosticar, o médico deve prestar atenção a certas anomalias que são detectáveis. Estas incluem tónus muscular anormal, movimentos anormais, reflexos pueris anormais (42).

No diagnóstico cinesiológico, segundo Voight, são utilizadas 7 posições de reação, que são fundamentais para o diagnóstico dos movimentos de lesão cerebral (43).

1.4 Quadro clínico de crianças com paralisia cerebral

Lidar com o fator de risco pode causar à criança dificuldades no desenvolvimento motor e dificuldades na reatividade sensorial para processar os dados provenientes do mundo exterior. É assim que se forma o quadro clínico do bebé ou criança de risco sintomático ou a forma mais grave - o quadro clínico da paralisia cerebral (44).

O sistema nervoso central efectua a integração e a coordenação das funções mais complexas, pelo que a mais pequena lesão do cérebro pode levar a perturbações funcionais muito grandes e diversas. A lesão do cérebro, a qualquer nível, pode levar a perturbações do tipo motor central e da sensibilidade. O quadro clínico em caso de lesão do nervo motor central manifesta-se por:

- perda total ou parcial das actividades motoras,
- aumento do tónus muscular,
- fenómeno de espasticidade,
- aumento dos reflexos fisiológicos dos tendões,
- ocorrência de reflexos patológicos e
- ocorrência de movimentos involuntários patológicos (45).

Os sinais de paralisia cerebral, de acordo com Levitt, são:

- atraso no desenvolvimento de novas competências que são esperadas na idade crónica da criança,
- presença de comportamentos infantis, incluindo reacções reflexas infantis e
- A realização de diferentes funções no esquema, que nunca foram observadas em bebés ou crianças com desenvolvimento típico, deve-se a sintomas patológicos ou a danos nos neurónios motores superiores, a lesões, a movimentos forçados e a dificuldades biomecânicas em crianças com paralisia cerebral (46).

A sintomatologia das crianças com paralisia cerebral é frequentemente variável. Os problemas de movimento e coordenação associados à paralisia cerebral incluem:

- variações no tónus muscular - vão desde músculos muito rígidos a músculos flácidos;
- rigidez dos músculos e aumento dos reflexos (espasticidade);
- falta de coordenação muscular (ataxia);
- tremores e movimentos involuntários;
- movimentos em câmara lenta;
- atraso no desenvolvimento motor;
- favorecer um lado do corpo, como por exemplo: apanhar com uma mão ou puxar uma perna enquanto gatinha;
- dificuldades de marcha: andar em bicos de pés, andar ajoelhado, andar em "tesoura";
- dificuldade em engolir e comer durante a amamentação;
- salivação excessiva ou dificuldade em engolir;
- atraso no desenvolvimento da fala e
- dificuldades em movimentos precisos, como apanhar um lápis ou uma colher.

As perturbações associadas às crianças que sofrem de paralisia cerebral podem ser limitadas a um lado do corpo ou a todo o corpo. As lesões cerebrais causadas pela paralisia cerebral não se alteram com o tempo. Por isso, os sintomas não costumam agravar-se com o passar dos anos, mas se não forem tratados, as perturbações do espasmo muscular podem piorar.

1.5 Outros problemas secundários

As anomalias cerebrais das crianças que sofrem de paralisia cerebral podem causar uma série de problemas secundários. As crianças com paralisia cerebral podem ter:

- dificuldades de visão e de audição;
- perturbações cognitivas;
- convulsões;
- perceção anormal do tato ou da dor;
- doenças orais;
- deficiências intelectuais;
- incontinência urinária (47).

Muitos autores dão mais importância às funções motoras do que ao lado social da paralisia cerebral. O quadro clínico da paralisia cerebral consiste numa combinação de movimentos motores danificados e atrasados, postura e anomalias nos exames neurológicos. Como resultado, para ver o grau de atraso no desenvolvimento, muitas vezes as fases motoras do desenvolvimento da criança são comparadas com o desenvolvimento típico da criança com paralisia cerebral.

A tabela seguinte mostra o desenvolvimento motor de um recém-nascido saudável (48).

Quadro 1: Desenvolvimento motor do recém-nascido saudável

Primeiro e segundo mês	• posição assimétrica dos membros e da cabeça; • dá as mãos em punho; • Durante o segundo mês, a cabeça mantém-se 3 a 5 cm acima do solo;
Terceiro e quarto mês	• livre levanta a cabeça e as mãos; • não dar as mãos como punho;
Quinto e sexto mês	• postura simétrica; • ocasionalmente começa a sentar-se com apoio;
Sétimo e oitavo meses	• a criança senta-se de forma autónoma; • fica de pé quando se agarra a outra pessoa ou quando se segura na borda da cama;

Nono e décimo mês	• a criança senta-se de forma autónoma, deita-se e gatinha com muita destreza; • passa da posição sentada para a posição de pé;
Décimo primeiro e décimo segundo mês	• a criança começa a andar segurando numa mão; • algumas crianças começam mesmo a andar sozinhas.

A paralisia cerebral é definida clinicamente como perturbações neuromotoras do controlo da postura e dos movimentos do corpo, do tónus e dos reflexos, desde o início da infância, muitas vezes com síndromes variáveis, mas sempre com lentidão de movimentos presente (49,50).

Tabela 2: O desenvolvimento anormal das crianças com paralisia cerebral é observado da seguinte forma (51):

0-3 mês	Levanta assimetricamente a cabeça e estabiliza assimetricamente os cotovelos. As mãos estão frequentemente fletidas, a cabeça pode entrar em hiperextensão enquanto se levanta. Neste período pode observar-se opistótono ou forte extensão da cabeça, ombros, costas e pernas ou tudo junto.
4-6 meses	Uma reação anormal da pronação é a retirada dos joelhos para cima e o puxar para baixo do abdómen na posição de quatro pernas.
6-9 mês	Um desempenho anormal das funções motoras em pronação através da flexão das ancas, dos joelhos e dos pés, rotação interna do braço e da perna, transmissão assimétrica do peso.
9-12 mês	As crianças espásticas neste período apresentam adução e rotação interna das ancas durante a posição de gatinhar ou meio ajoelhado.

1.5.1 Síndrome de irritação

O quadro clínico de cerca de 2/3 das crianças que desenvolvem paralisia cerebral mais tarde, durante a fase inicial da lactação, apresenta uma síndrome de irritação: choro excessivo, choro com um tom de grito penetrante, sono interrompido e superficial. Esta irritabilidade é acompanhada de dificuldades na alimentação, na amamentação e na deglutição e é frequentemente seguida de cólicas. A perturbação dos movimentos motores espontâneos é caracterizada por tremores, flexão do corpo, arremesso da cabeça, do pescoço e da parte superior do tronco. No final da infância, a partir do segundo trimestre, os sintomas das perturbações neurológicas tornam-se mais definidos. Estes incluem perturbações do movimento, posturas corporais, tónus muscular, geralmente acompanhados por um desenvolvimento motor mais lento.

1.5.2 Síndrome espástica

Esta síndrome é caracterizada por pobreza de movimentos espontâneos, rigidez do corpo ou do braço e da perna. Os reflexos primitivos apresentam um desempenho diminuído, muitas vezes com a presença contínua de reflexos extensores.

1.5.3 Síndrome de distonia

Esta síndrome é um quadro clínico comum de desvio neuromotor na infância. Caracteriza-se por uma irritabilidade com muitos movimentos motores espontâneos, o encurvamento do corpo e dos membros está frequentemente presente e esta "distonia ataca" de forma inadequada as respostas dos movimentos motores que estão a provocar uma mudança súbita no corpo ou por ruído.

Este quadro clínico de desvio neurológico na infância pode passar de um para outro, por exemplo, de síndrome de irritação para síndrome espástica (52).

Uma das principais características do quadro clínico da paralisia cerebral é o comprometimento das capacidades motoras. Os membros superiores e inferiores podem ser afectados, e frequentemente os quatro membros. A paralisia parcial ou completa dos membros está relacionada com a diminuição do tónus muscular e a distorção da qualidade dos movimentos (53).

1.6 Classificação da paralisia cerebral

Existem muitos exemplos e classificações do quadro clínico da paralisia cerebral. De acordo com a gravidade da situação, a classificação deve ser estabelecida com base na ocupação e no grau de comprometimento neuromotor que limita a pessoa com paralisia cerebral (29).

Em 1998, na reunião de epidemiologistas e clínicos europeus, foi criada a maior rede internacional de registos de paralisia cerebral do mundo, denominada Surveillance of Cerebal Palsy in Europe - SCPE. Esta rede oferece uma classificação mais simples, baseada na postura dos sintomas neurológicos.

Tabela 3: Classificação da paralisia cerebral de acordo com a SCPE (54).

PC do tipo espástico	PC de tipo discinético	PC de tipo atáxico
Tipo espástico unilateral (USCP)	PC de tipo distónico	/
Tipo espástico bilateral (BSCP)	COREO - tipo atetónico PC	/

SCPE - a classificação adicional baseia-se na gradação funcional dos membros inferiores e superiores. Para a classificação funcional dos membros inferiores é utilizada a composição das funções motoras grossas - Gross Motor Function Classification System (GMFCS) (55), enquanto que para a classificação funcional dos membros superiores é utilizada a classificação das funções motoras finas bimanuais - Bimanual Fine Motor Function (BFMF) (56).

Tabela 4: Classificação das funções motoras grossas para a paralisia cerebral (GMFCS) (57):

NÍVEL 1	andar sem restrições; limitação das capacidades motoras grossas mais avançadas
NÍVEL 2	andar sem dispositivos de assistência; limitação das caminhadas ao ar livre e na comunidade
NÍVEL 3	andar com dispositivos de assistência à mobilidade; limitação das caminhadas ao ar livre e na comunidade
NÍVEL 4	auto-mobilidade com limitações; as crianças são transportadas ou utilizam a mobilidade eléctrica no exterior e na comunidade
NÍVEL 5	A auto-mobilidade é severamente limitada com a utilização de tecnologias de assistência

Tabela 5: Classificação da função motora fina bimanual da mão (BFMF) (58):

NÍVEL 1	uma palma: a motricidade fina não tem restrições, a outra palma não tem restrições ou participa no desempenho da motricidade

NÍVEL 2	(a) uma palma: motricidade fina sem restrições, com a outra palma só é possível aceitar objectos ou reter (b) ambas as palmas das mãos: existem limitações na execução de habilidades motoras finas
NÍVEL 3	(a) uma palma: motricidade fina sem restrições, a outra mão não tem capacidade funcional (b) uma palma: há limitações na execução de habilidades motoras finas, com a outra palma só é possível aceitar itens ou nada
NÍVEL 4	(a) duas palmas: a capacidade de captar e manter os objectos (b) uma palma: a capacidade de capturar e a outra palma apenas a capacidade de manter os objectos ou nada
NÍVEL 5	ambas as palmas das mãos: a capacidade de conter objectos ou nada

A classificação das aptidões manuais está a ser utilizada recentemente - Manual Ability Classification System (MACS) (59):

MACS

1. Utilizar objectos com facilidade e sucesso

- As restrições podem ser sentidas apenas durante a execução de tarefas manuais que exijam rapidez e precisão;

2. Utilizar mais objectos, mas com qualidade e/ou velocidade reduzidas

- certas actividades podem ser evitadas ou podem ser realizadas com algumas dificuldades ou de forma alternativa;

3. Utilizar objectos com dificuldade, é necessária ajuda na preparação e/ou adaptação da ação

- o desempenho é lento e o resultado com sucesso parcial, tendo em conta a qualidade e a quantidade;

- necessitam de apoio contínuo e/ou de equipamento adaptado;

4. Utilizar uma seleção limitada de objectos simples em situações adaptadas

- realizar algumas das actividades com esforço e com sucesso parcial;

- necessitam de apoio contínuo e/ou de equipamento adaptado;

5. Não utiliza objectos e tem graves restrições na capacidade de realizar até mesmo acções simples

- necessitam de apoio contínuo.

O Comité de Classificação e Nomenclatura da Associação Americana para a Paralisia Cerebral, em 1962, introduziu um conjunto de esquemas possíveis para a classificação da paralisia cerebral, com base na sintomatologia clínica, etiologia, características, topografia, perturbações adjacentes, capacidade funcional e necessidades terapêuticas (60).

Classificação fisiológica: refere-se à localização da lesão no sistema nervoso.

- **A paralisia cerebral piramidal** (lesão das estruturas piramidais-corticais do sistema nervoso) caracteriza-se por uma espasticidade constante, que não depende do estado emocional e de alerta.

- **A paralisia cerebral espástica** é o tipo mais comum, ocorre em 70% dos casos e caracteriza-se por hipertensão, espasmo muscular e falta de reflexo muscular.

- **Paralisia cerebral extra-piramidal** (lesão das estruturas extra-piramidais - os gânglios basais) A manifestação clínica dos sintomas varia consoante o estado de alerta e o estado emocional do doente.

- **A paralisia cerebral atetóide ou discinética** é uma combinação de tónus muscular, por vezes hipertónico ou hipotónico. O maior problema é quando se está sentado ou a andar, porque se mantém a postura erecta;

- **A ataxia** é uma lesão no cerebelo que resulta em problemas de equilíbrio, especialmente ao andar. Este é o tipo mais raro de paralisia cerebral, ocorrendo apenas em 10% dos casos. Alguns destes indivíduos têm tremores e hipotonia.

- **Tipo combinado de paralisia cerebral** - existem sintomas que não podem ser atribuídos a um grupo específico, por exemplo - alguns músculos são espásticos, outros são relaxados.

Dependendo da combinação da determinação fisiológica e topográfica do tipo de paralisia cerebral, existem mais sintomas clínicos:

S Hemiplégica espástica - encontra-se em 25% a 40% das pessoas com paralisia cerebral, das quais 70% a 90% têm uma forma congénita de paralisia cerebral, enquanto 10% a 30% são formas adquiridas em resultado de causas vasculares, traumáticas ou inflamatórias. A hipotonia e a assimetria muscular dos movimentos no primeiro mês podem indicar a existência de hemiparesia, embora esta possa ser impercetível.

S Quadriplegia espástica - ocorre em 9% a 43% das pessoas com paralisia cerebral. 50% dos casos têm antecedentes pré-natais, 30% são de origem perinatal e 20% têm origem pós-natal. A espasticidade é mais acentuada nas pernas, ocorrendo frequentemente subluxação das ancas, contraturas articulares e atrofia muscular.

J Paraplegia-diplegia espástica - presente em 10% a 33% das crianças com paralisia cerebral. A espasticidade exprime-se nos membros inferiores e, quando a criança está na posição vertical, as pernas estão cruzadas, sendo este aspeto designado por "marcha em tesoura".

J Paralisia cerebral discinética - ocorre em 9% a 22% e é caracterizada por movimentos involuntários anormais e posição, como coreia, atetose e distonia.

- **Paralisia cerebral coreoatetósica** - subtipo de paralisia cerebral discinética e manifesta-se por movimentos involuntários, mais frequentemente atetósicos.

- **A paralisia cerebral distónica** é caracterizada por movimentos involuntários lentos, mantidos durante muito tempo e que afectam os músculos do tronco e do corpo perto das extremidades

J A paralisia cerebral atónica caracteriza-se por fraqueza muscular geral e hipotonia, com maior expressão nos membros inferiores.

J A paralisia cerebral atáxica encontra-se apenas em 15% das pessoas com paralisia cerebral. Manifesta-se por uma perturbação do sentido do equilíbrio e da sensibilidade profunda (61).

A Academia Americana de Paralisia Cerebral Pediátrica descreve um grupo de seis formas desta doença e estas são referidas como "tipo", o que significa que são agrupadas por tipo de perturbação: tipo espástico, atetose, rígido, atáxico, tremor e tipo atónico (62).

Forma atetósica da paralisia cerebral - caracteriza-se pela inércia do bebé que não chora, não precisa de comer, não brinca com as mãos e os pés, não ri e não se interessa pelo ambiente. Surgem dificuldades de alimentação e, muitas vezes, regurgitação de alimentos, devido ao espasmo dos músculos da "deglutição". Os sinais de atetose surgem no final do primeiro ano de vida, inicialmente os dedos das mãos têm movimentos lentos. Além disso, a criança faz movimentos involuntários, descontrolados e sem objetivo - movimentos coreicos que são frequentemente combinados com a atetose. O desenvolvimento global da criança é lento, a inteligência é gravemente afetada, pelo que a criança não anda e, se começa a andar, é muito tarde.

Forma espástica da paralisia cerebral - caracteriza-se por fortes espasmos que restringem todas as actividades voluntárias e, mais tarde, dão origem a contraturas que conduzem à incapacidade. É ocupado por um grupo de músculos das extremidades, flexores, adutores e pronadores, que deixa uma imagem distintiva da postura e do andar. Por exemplo, se uma criança está endireitada, ambas as pernas estão cruzadas como uma tesoura, e os pés fazem equinus e rotação interna. Nesta forma de paralisia cerebral ocorrem défices na esfera intelectual. A forma espástica pode manifestar-se como hemiplegia, paraplegia, diplegia e tetraplegia.

Forma hemiplégica de paralisia cerebral - ocorre como resultado de uma lesão cerebral focal, geralmente após hemorragia ou traumatismo. O défice de movimento motor afecta simetricamente a extremidade superior e inferior, no local oposto ao da lesão no cérebro. O braço e a perna afectados têm um crescimento estagnado na totalidade ou em partes distais.

O braço está normalmente fletido no cotovelo, a mão em supino, rotação interna e os dedos cerrados em punho. A perna está estendida no joelho e o pé em equino. A inteligência pode ser totalmente preservada.

Forma diplégica da paralisia cerebral - Morbus Litlle - É uma forma especial de paralisia cerebral espástica e ataca os membros inferiores. Devido à hipertonia do músculo quadricípite, dos adutores da coxa e dos flexores dos pés, as pernas ficam em adução, rotação interna e equinus nos dedos. Quando a criança se levanta, as pernas estão cruzadas como uma tesoura e a marcha é difícil. Ao contrário das pernas, os braços não apresentam défice de movimento motor. A inteligência pode ser preservada.

A forma discinética da paralisia cerebral é uma forma de paralisia cerebral infantil que se caracteriza por movimentos involuntários como tremores, atetose e coreia que surgem ao mais pequeno estímulo do ambiente.

A forma atáxica é a forma mais rara de paralisia cerebral, com perturbações do equilíbrio e hipertonia muscular. A inteligência é reduzida e a fala é cantada.

A forma hipotónica da paralisia cerebral caracteriza-se por uma fraqueza muscular expressiva. A criança ainda não se move e está mentalmente subdesenvolvida. Tem uma coordenação deficiente dos movimentos musculares voluntários, desenvolve gradualmente contraturas e cria estereótipos patológicos de movimento.

Existem outras classificações para a paralisia cerebral infantil (63).

Classificação neuromotora

- *Espasticidade* - caracterizada por aumento do tónus e extensão do reflexo (clonus);

- *Atetose* - movimentos involuntários e sem objetivo, lentos, sem fim e descontrolados, em modo de espera;

- *Rigidez* - em cada movimento há uma resistência constante de agonistas e antagonistas, os reflexos são normais;

- *Ataxia* - perturbação do equilíbrio;

- *Tremor* - movimentos involuntários e descontrolados num determinado ritmo;

- *Forma mista* - esta forma divide-se em: rigidez descerebrada total e forma mais leve com actividades descerebradas com modelo designado de reflexo tónico do pescoço.

Classificação por gravidade da perturbação

- *estado ligeiro* - não é necessário qualquer tratamento e a criança é capaz de realizar as suas actividades diárias e de se deslocar sem ajuda;

- *estado moderado* - requer tratamento, existem alguns obstáculos na fala e nas actividades diárias, sendo necessários dispositivos de assistência;

- *doença grave* - requer tratamento e desenvolvimento futuro em termos de auto-cuidado, movimento e fala.

Distribuição topográfica da explosão neuromotora

- *paraplegia* - apreensão das duas extremidades inferiores;

- *hemiplegia* - braço e perna apreendidos, simetricamente;

- triplegia - apreensão de três extremidades, normalmente dois pés e um braço;

- quadriplegia - apreensão das quatro extremidades.

O grau mais ligeiro de fraqueza muscular causado por lesões nervosas é designado por paresia (64).

Para a topografia, utilizamos a terminologia para mostrar a distribuição dos danos. O quadro seguinte mostra a variabilidade do tipo e da topografia das interferências dos grupos examinados a partir de seis registos.

Tabela 6: Classificação topográfica da paralisia cerebral (65):

Tipo de paralisia cerebral	Austrália 1975-90 (N=756)		Suécia 1983-90 (N=383)		REINO UNIDO 1966-77 (N=696)		Dinamarca 1965-74 (N=788)		Irlanda 1978-92 (N=662)	
	limpezas %	Mix. %	limpezas %	Mix. %	limpezas %	Mix. %	limpezas %	Mix. %	limpezas %	Mix. %
Hemiplégico	36,2	33,1	33,7	/	27	/	26,8	/	37	/
Diplegia	31,6	18	44,9	/	21	/	32,2	/	17,8	/

Quadriplegia	15,9	9,1	8,4	/	27,7	/	21,1	/	31,6	/	
Espástico, não clássico	/	16	/	/	/	/	/	/	/	/	
Espástico	83,7	76,2	87	/	75,7	/	80,1	/	86,4	/	
Ataxia	7	5	/	/	4,5	/	5,6	/	5	/	
Discinético	8,6	5,8	5,5	/	4,1	/	10	/	6	/	
Hipotónico	0,6	0,5	7,6	/	2	/	/	/	0,2	/	
Forma mista	/	/	/	/	/	/	/	/	/	/	
Espástico, principalmente	/	7,5	/	/	10,8	/	/	/	/	/	
Não é um desporto , principalmente	/	4,9	/	/	/	/	/	/	/	/	
Outros	/	/	/	/	/	/	4,3	/	/	/	

Não definido	/	/	/	/	2,8	/	/	/	2,4	/

1.7 Princípios da reabilitação da criança com paralisia cerebral

Para a reabilitação da paralisia cerebral não basta apenas escolher os métodos, mas é necessário organizar e isto significa também a gestão de todos os procedimentos de reabilitação-educação e procedimentos operacionais necessários. A "gestão" significa uma abordagem complexa e a coordenação da reabilitação entre diferentes profissões. Para a organização deste trabalho é necessário que seja conduzido com base em princípios que garantam um resultado ótimo, regido por um plano de reabilitação. O plano de reabilitação é criado para cada criança separadamente. Esta abordagem individual permite os procedimentos de aplicação mais específicos. O plano de tratamento é criado após várias reuniões com a criança, em cooperação com várias profissões diferentes e em coordenação com o guia da equipa, que é principalmente neurofisiologista ou neuropediatra. O princípio de base assenta num trabalho de equipa multidisciplinar, numa forma de trabalho interdisciplinar, que implica a cooperação entre as diferentes profissões. O centro da equipa é a criança e os pais e depois a equipa que é formada especificamente para as necessidades da criança. A equipa que reabilita as crianças com paralisia cerebral é constituída por neurofisiologista, neuropediatra, ortopedista, neurocirurgião, psicólogo, professor de educação especial, terapeuta da fala, assistente social, fisioterapeuta, terapeuta do trabalho e enfermeiro. A síndrome é muito complexa, pelo que o trabalho de equipa é o mais necessário (66).

1.8 Tratamento da paralisia cerebral

O tratamento consiste em: inibição das acções reflexas posturais anormais, para reduzir a hipertonia nas crianças espásticas e atetóicas, e depois facilitação da posição postural normal e dos movimentos normais do tónus muscular, aumentando os tons reflexos posturais e a regulação da função muscular recíproca. Segundo Stamer, 2000, a abordagem moderna do NDT (Neuro Development Treatment) tem vários conceitos importantes:

- A criança é uma pessoa singular que vive numa família específica com necessidades únicas.

- A vida presente e futura da criança é considerada no planeamento dos objectivos do tratamento. O objetivo do tratamento é aumentar as capacidades funcionais.

- O terapeuta utiliza o conhecimento sobre o desenvolvimento normal para compreender as muitas e variadas formas de desenvolver as capacidades das crianças. O conhecimento do desenvolvimento normal ajudá-lo-á a compreender porque é que uma criança com paralisia cerebral não consegue realizar determinadas competências. Mas as crianças com paralisia cerebral não seguem as pistas normais de desenvolvimento. As escalas de desenvolvimento normal podem ser utilizadas para determinar os problemas existentes, mas nunca serão utilizadas como medida de sucesso no tratamento.

- O tratamento é um processo ativo porque a perturbação do movimento é tratada. As capacidades motoras requerem a integração de muitas estruturas do corpo. Os problemas que a criança tem com os movimentos são identificados e examina-se como afectam as funções.

- O tratamento é um trabalho de equipa. Nenhum profissional ou membro da família pode ver todas as deficiências, limitações funcionais ou incapacidades presentes na criança com paralisia cerebral.

O conceito de Voight para o tratamento de crianças com paralisia cerebral foi desenvolvido paralelamente ao conceito de Bobath, mas, no entanto, varia consideravelmente. O principal objetivo do conceito Bobath é inibir as actividades patológicas para permitir o desenvolvimento de posições e movimentos normais. Por outro lado, Voight provoca imediatamente a atividade de segmentos individuais. O conceito de Voight consiste em utilizar o tratamento baseado na locomoção reflexa que não treina determinadas competências (como a marcha, a postura corporal, etc.). Com o Voight, é treinado o sistema nervoso central, para despertar e permitir programas motores ontogenéticos inatos.

Existem três abordagens para o tratamento terapêutico:

1. Tratamento mecânico - baseado na força muscular, mobilidade articular, gravidade, massa e estabilidade postural;

2. Tratamento neurológico - baseado em diferentes aspectos da neurologia;

a) periférica - a exterocepção e a propriocepção utilizadas para facilitar ou inibir a ação muscular;

b) centrais - que se baseiam em alterações da perturbação, se não estrutural, pelo menos das funções do sistema nervoso central afetado;

3. Educativa - a intervenção tem um carácter mais educativo do que terapêutico.

Para além da fisioterapia, é implementada terapia laboral, terapia da fala, terapia auditiva, terapia ocular, cirurgia ortopédica, terapia medicamentosa com relaxantes musculares e terapia anticonvulsiva. O medicamento moderno que é injetado no músculo para enfraquecer o espasmo chama-se toxina botulínica (botox) (67).

Os tratamentos mais comuns que são utilizados no trabalho com pessoas com paralisia cerebral são:

>   Fisioterapia;

>   Terapia ocupacional;

>   Tratamento terapêutico com medicamentos;

>   Tratamento da fala;

>   Tratamento cirúrgico

> Fisioterapia controversa - que procura que as crianças com paralisia cerebral desenvolvam estas capacidades motoras na mesma ordem que as crianças sem deficiência. Neste tratamento, os terapeutas ensinam às crianças os movimentos básicos, como o movimento de rastejar, antes de passarem à capacidade de andar;

> Terapia de integração sensorial - superar problemas no domínio da perceção e do processamento da informação sensorial e

> Tratamento do neurodesenvolvimento (técnica Bobath) - habilitação de padrões ou movimentos anómalos e incentivo ao normal.

Os tratamentos alternativos:

> Biofeedback - as pessoas com paralisia cerebral aprendem a controlar os músculos afectados;

> Terapia de restrição induzida CIT - uma fisioterapia que consiste em limitar as actividades dos membros do lado saudável do corpo e forçar a atividade do lado afetado durante 6 horas por dia, durante três semanas;

> Fato terapêutico - Os cosmonautas russos inventaram um fato que evita a ocorrência de atrofia muscular no espaço e, com base nos bons resultados, este fato foi adaptado a pessoas com paralisia cerebral. Este fato inclui calções, camisa, joelheiras e sapatos. Este fato provoca um aumento da tensão numa zona e uma diminuição noutra, permitindo assim movimentos que de outra forma seriam impossíveis;

> Terapia de aranha - consiste em ligar diferentes cordas elásticas a uma extremidade de partes específicas do corpo do doente e a outra extremidade a outros pontos, permitindo que o doente se mova de forma independente, mas o movimento e a extensão do corpo dependem da condição do doente. Esta terapia é efectuada em sessões, seis dias por semana, durante 4 horas por dia;

> Hipoterapia - representa o tratamento com cavalos de equitação;

> Tratamento com oxigénio hiperbárico;

> Jogos de bola;

> Ioga, natação e dança (68).

Os métodos psicoterapêuticos para trabalhar com crianças com paralisia cerebral são: musicoterapia, arte-terapia, teatro terapêutico, terapia cultural, biblioterapia, terapia racional de P. Dubios, sugestão em despertar, treino autogénico de J. Schultz, psicoterapia cognitiva comportamental e terapia familiar (69) .

Capítulo 2

2. Hidrocefalia

2.1 A base teórica do problema

Hidrocefalia é um termo que designa uma expansão das câmaras do cérebro, precedida por um aumento da pressão no sistema nervoso central, ou por um aumento efetivo (70).

Outros autores definem a hidrocefalia como um aumento das dimensões do crânio como resultado da expansão do sistema ventricular do cérebro. O sistema ventricular expande-se devido à alteração das relações normais entre a pressão e o volume do líquido cefalorraquidiano. Há duas razões que podem levar à expansão do sistema ventricular: a perturbação do equilíbrio entre a absorção e a produção do fluido cerebrospinal e a segunda é a expansão compensatória devido aos processos destrutivos e atróficos do cérebro (71).

A hidrocefalia é caracterizada pelo aumento da quantidade de líquido cefalorraquidiano e pela expansão dos ventrículos cerebrais (72).

Etiologia

A hidrocefalia pode ocorrer como consequência de diferentes doenças:

- tumores cerebrais que se localizam nas proximidades das vias do LCR;
- infecções: meningite bacteriana, toxoplasmose, sífilis, tuberculose e, raramente, infecções por vírus da meningite;
- acidentes vasculares cerebrais (hemorragia subaracnoideia, hidrocefalia traumática);
- factores não específicos: deficiência de vitamina A (71).

Incidência

Os dados sobre a incidência e a prevalência da hidrocefalia são difíceis de obter, porque não existem registos ou bases de dados nacionais para pessoas com hidrocefalia ou perturbações semelhantes da doença. Mas, apesar de tudo, diz-se que a hidrocefalia afecta aproximadamente 1 em cada 500 crianças. Ora, a maioria dos casos foi diagnosticada no período pré-natal, durante ou após o nascimento ou na primeira infância. Seguem-se os resultados da investigação efectuada na América:

- nos EUA, um pouco mais de 1 criança em cada 1000 tem hidrocefalia;
- A hidrocefalia é um dos "defeitos de nascença" mais comuns e cerca de 10.000 bebés por ano têm hidrocefalia;
- estudos da Organização Mundial de Saúde mostram que, em cada 2000 nascimentos, uma criança tem hidrocefalia;
- A maior parte dos 50% dos casos de hidrocefalia são hidrocefalia congénita;
- 75% das crianças com hidrocefalia têm uma deficiência motora;
- após 25 anos, a taxa de mortalidade associada à hidrocefalia foi reduzida de 54% para 5%;
- a deficiência intelectual foi reduzida de 62% para 30%;
- cerca de 80% dos doentes com hidrocefalia nascem com outras deformações (73).

2.2 Classificação e desenvolvimento

Existem diferentes classificações para a hidrocefalia, mas atualmente são aceites as seguintes:

- hidrocefalia obstrutiva (intraventricular ou IVOH e ekstraventrilularen ou EVOH);
- malformações congénitas;
- pós-inflamatório e pós-hemorrágico;
- lesão em massa;

-   hidrocefalia comunicante;
-   produção excessiva de LCR;
-   absorção prejudicada do LCR;
-   hidrocefalia com pressão normal;
-   hidrocefalia ex vacuo.

Quando os sinais ou sintomas clínicos de hipertensão intracraniana não são evidentes, a hidrocefalia é designada por oculta. Está ativa quando a doença é progressiva e quando a pressão intracraniana está aumentada. Considera-se que a hidrocefalia está parada quando o aumento do ventrículo pára. Para descrever o fluxo de fluido cerebrospinal, Dandy e Blackfan introduziram os termos hidrocefalia comunicante e hidrocefalia não comunicante. Esta classificação funcional é amplamente aceite, uma vez que se revela muito útil na colocação cirúrgica de um shunt.

2.2.1 Hidrocefalia obstrutiva ou não comunicante

Esta forma é descrita como a forma mais comum de hidrocefalia, sendo frequentemente utilizado o termo hidrocefalia não comunicante. Para facilitar o diagnóstico clínico e o tratamento, a hidrocefalia obstrutiva é ainda classificada como intraventricular ou extraventricular. Na HIV, o local da obstrução provoca a dilatação proximal dos ventrículos, mantendo o tamanho normal do ventrículo distal ao bloqueio. A hidrocefalia obstrutiva ocorre devido a malformações congénitas, lesões do desenvolvimento, fibrose pós-inflamatória, fibrose pós-hemorrágica ou lesão de massa (71). Neste tipo, as veias estão "bloqueadas" e, como resultado, não conseguem absorver o líquido. É frequentemente causada por hemorragias nos ventrículos cerebrais e no espaço subaracnoide em crianças nascidas prematuramente, meningite bacteriana (tuberculosa ou pneumocócica), algumas infecções durante a gravidez, etc. (74).

2.2.2 Malformações congénitas e lesões do desenvolvimento

A hidrocefalia congénita ocorre por razões genéticas ou não genéticas, com uma incidência de 0,5 a 1,8 em 1000 partos. Razões não genéticas: traumatismo intracraniano resultante de traumatismo no nascimento ou prematuridade e meningite ou infeção intra-uterina. Como razão genética é descrita a hidrocefalia ligada ao X. A RMN registou, na maioria dos casos, estenose aquedutal. O aparecimento de hidrocefalia com tipo anatómico não especificado e de síndrome de Dandy-Walker entre irmãos e irmãs em algumas famílias, sugere outros modelos de hereditariedade.

2.2.3 Hidrocefalia pós-inflamatória e pós-hemorragia

Este tipo de hidrocefalia é uma das principais complicações da hemorragia intraventricular cerebral em recém-nascidos com baixo peso à nascença. A hidrocefalia ocorre quando bloqueia o fluxo de líquido cefalorraquidiano do coágulo para o sistema ventricular. As crianças pré-termo tendem a desenvolver hemorragia da matriz germinativa, levando a enfarte hemorrágico periventricular e hidrocefalia hemorrágica intraventricular. A meningite tuberculosa e a sífilis podem causar o desenvolvimento de hidrocefalia.

2.2.4 Lesões em massa

A hidrocefalia obstrutiva pode ocorrer em consequência de neoplasias intracranianas. O prognóstico da colocação da derivação está relacionado com o tipo de tumor. Outras lesões maciças, como a hemorragia intraparenquimatosa cerebral, o enfarte cerebelar ou a hemorragia cerebral podem causar hidrocefalia aguda.

2.2.5 Comunicar a hidrocefalia

No caso de não ser possível identificar qualquer violação do fluxo intraventricular ou extraventricular do líquido cefalorraquidiano, a hidrocefalia pode ser causada por três mecanismos:

secreção excessiva de LCR ou insuficiência venosa ou absorção reduzida de LCR pelas vilosidades aracnóides. Quando surge uma secreção excessiva de LCR, a capacidade de absorção do espaço subaracnoide é três vezes superior à taxa normal de formação do LCR (72).

Este tipo de hidrocefalia apresenta um obstáculo no fluxo do líquido cefalorraquidiano nas câmaras cerebrais. Isto pode ser causado devido a um estreitamento do canal que liga o terceiro e o quarto ventrículo, devido a algumas doenças hereditárias e anomalias anatómicas congénitas, ou como resultado de meningite no período neonatal, hemorragia na área dos ventrículos cerebrais após algumas infecções durante a gravidez, etc. (74).

2.2.6 Hidrocefalia com pressão normal

Em 1964 foi descrita pela primeira vez esta síndrome como uma forma oculta de hidrocefalia. Devido à ausência de papiledema, com pressão normal do LCR na punção lombar, foi definido um termo para hidrocefalia de pressão normal (71).

A hidrocefalia de acordo com a etiologia pode ser dividida em: congénita, adquirida, hiperlacrimação, aresorptiva e hidrocefalia ex vacuo.

A hidrocefalia congénita (primária) resulta de perturbações do desenvolvimento que ocorrem no embrião e que ocorrem ainda no útero. Este tipo de hidrocefalia não é hereditário, exceto a hidrocefalia que ocorre em resultado da obstrução do aqueduto de Sylvian, que está ligada ao sexo e se transmite apenas no sexo masculino.

A hidrocefalia adquirida ocorre devido a diferentes factores, sendo a maior percentagem pós-natal. A hidrocefalia ocorre devido a uma perturbação da produção e absorção do líquido cefalorraquidiano ou devido à obstrução de algumas das vias do LCR.

A hidrocefalia hipersecretora ocorre muito raramente. A consequência é o papiloma do plexo coroide.

A hidrocefalia de reabsorção ocorre como resultado de uma perturbação da reabsorção do líquido cefalorraquidiano. Teoricamente, esta hidrocefalia é considerada como uma reabsorção prejudicada nos locais que são considerados importantes para a reabsorção e que são: orifícios das grandes veias e seios venosos.

A hidrocefalia ex vacuo ocorre como consequência de processos atróficos no cérebro, que alargam os ventrículos cerebrais e o espaço subaracnoide. A pressão intracraniana neste tipo de hidrocefalia não está aumentada (71).

2.3 Um quadro clínico

O primeiro sintoma que pode ser identificado na infância é o rápido crescimento da cabeça da criança. Os pontos abertos dos ossos do crânio permitem o aumento da dimensão da cabeça e, por isso, a hidrocefalia em bebés e recém-nascidos é caracterizada por:

- cabeça aumentada;
- deslocando as costuras;
- fontanelas alargadas;
- tensão no couro cabeludo e
- aumento da expressão das veias da cabeça.

Se a hidrocefalia se desenvolver muito rapidamente, ocorre irritabilidade, choro, vómitos e perturbação da consciência (74).

A hidrocefalia provoca o aumento do crânio e a dilatação das fontanelas na cabeça da criança, podendo depois aparecer partes do crânio que se fundem. O rosto parece mais pequeno em relação ao aumento da cabeça. A hemorragia intracraniana grave causa impossibilidade de olhar para cima, visão lateral prejudicada, paralisia ou espasmo de conversão, nistagmo, reação pupilar retardada, retração e ausência de fixação visual ou de resposta visível à ameaça. Os bebés com hidrocefalia que não são tratados têm um atraso no desenvolvimento motor e intelectual e não apresentam qualquer progresso. Relativamente ao movimento dos membros apresenta fraqueza progressiva, sobretudo das pernas, espasticidade e frequentemente convulsões. Há uma fraqueza progressiva dos músculos do tronco, das pernas e dos braços com espasticidade, reflexos tendinosos hiperactivos e sinais de Babinski. As veias do crânio têm uma expressão muito grande. Com a progressão da doença, a criança perde a capacidade de levantar a cabeça e começa a perda de visão com atrofia ótica.

Se a hidrocefalia ocorrer como consequência de uma otite média, a criança pode estar febril e imóvel (72).

A hidrocefalia aguda ocorre em crianças pequenas e bebés. Manifesta-se por um aumento da pressão intracraniana, acompanhado de dores de cabeça, vómitos e náuseas. Ocorrem sinais de irritação meníngea, com rigidez da cabeça, do pescoço, dos braços e das pernas, alteração da consciência, confusão nas crianças mais velhas e letargia nos bebés.

A hidrocefalia crónica caracteriza-se por um início e uma progressão mais lentos, acompanhados por um crescimento excessivo da cabeça, sinais de "pote rachado" - sinal obtido durante a percussão do crânio e o sinal de "pôr do sol" - a íris na parte superior está meio coberta e acima há uma esclerótica constantemente visível. As veias cutâneas da cabeça manifestam-se devido ao adelgaçamento e ao grande tamanho da cabeça. As lesões motoras resultam de lesões das vias piramidais. O bebé deita-se frequentemente com os braços dobrados e as pernas estendidas e cruzadas. Isto ocorre como resultado de espasticidade generalizada, que mais tarde se torna num espasmo flexor dos braços e espasmo extensor das pernas. Por fim, ocorre uma diplegia ou paraplegia espástica. A rigidez descerebrada ocorre apenas nos casos mais graves. A espasticidade da marcha ocorre em lesões ligeiras. Existem reflexos patológicos e, se o cerebelo for afetado, ocorre ataxia. Os sinais oculares manifestam-se com papiledema que pode levar à cegueira. Na hidrocefalia crónica, a inteligência é frequentemente atingida, mas a um nível diferente. Aqui estão presentes hipofisite - sinais hipotalâmicos que dão puberdade precoce, obesidade, diabetes congénita e, em crianças mais novas e bebés, apresentam frequentemente aumento da temperatura. As convulsões crónicas recidivantes são um aspeto comum (71).

2.4 O diagnóstico

O diagnóstico da hidrocefalia é feito com base em:

-   quadro clínico;
-   análise do fluido cerebral e
-   Exames radiológicos (TAC, angiografia cerebral)   (71).

A medicina avança e tende a detetar a hidrocefalia no útero materno, para que haja tempo de evitar danos cerebrais. Por isso, é necessário que a mulher grávida faça a ecografia regularmente. O diagnóstico principal em bebés e recém-nascidos é feito pelo método de ultrassom do cérebro, registando através das fontanelas. Após o encerramento das fontanelas, o diagnóstico é efectuado através de ressonância magnética ou tomografia computorizada (74).

Nos bebés, a hidrocefalia deve ser distinguida de outras formas de doenças, como a macrocefalia e o hematoma subdural. As radiografias e as medições do crânio ajudam a monitorizar o desenvolvimento da hidrocefalia em crianças e bebés. Os melhores métodos de diagnóstico para todas as formas de hidrocefalia são a TAC e a RMN. A punção lombar é efectuada para medir a pressão do líquido cefalorraquidiano e para determinar se este contém sangue ou sinais de doença inflamatória ou infecciosa. A análise do líquido cefalorraquidiano com ondas de proteção também é utilizada para o diagnóstico de hidrocefalia. Por vezes, o diagnóstico de hidrocefalia é problemático devido a lesões maciças intracranianas, pelo que se recomenda a realização de uma angiografia cerebral (72).

2.5 O prognóstico

Quando a razão e o momento da hidrocefalia são diagnosticados, o prognóstico é determinado. O diagnóstico precoce e a deteção da causa estão relacionados com o sucesso do prognóstico (74).

A hidrocefalia em crianças não representa uma doença específica, mas ocorre como resultado de várias condições que afectam o feto, o bebé ou a criança. Algumas das crianças podem ser controladas apenas por monitorização, se a HC for boa. As válvulas utilizadas para a derivação incluem: reguladores de pressão diferencial, reguladores de fluxo, válvulas que são activadas por gravidade e dispositivos sifono-resistivos. Os sistemas de derivação do LCR contêm um cateter ventricular proximal, uma válvula unidirecional e um cateter distal que termina no peritoneu, no sistema venoso ou esparsamente no espaço pleural. Por vezes, podem ocorrer problemas de disfunção do shunt, apesar da sofisticação do sistema de shunt.

Se não for tratada, a taxa de mortalidade da hidrocefalia infantil progressiva é de 50% com 1 ano de idade e de 75% com 10 anos de idade. O tratamento numa grande percentagem aumenta estes valores. Com a colocação de um shunt, a taxa de sobrevivência é de pelo menos 50% após os quinze anos de idade, mas com uma incidência de 15 por cento de atraso mental. As taxas de infecciosidade provocadas pela derivação podem atingir os 10%. Além disso, as taxas de insucesso do shunt, que devem ser revalidadas, podem ser de 44% (71).

2.6 O tratamento

A forma de tratar a hidrocefalia depende da causa da ocorrência. Nas crianças é habitualmente instalado um tubo de silicone (shunt). Através do shunt o líquido cefalorraquidiano vai parar numa outra cavidade. O shunt tem válvulas que regulam o fluxo, e também o reservatório, ou bolha, que pode ser sentido através da pele e serve como amostragem do líquido cefalorraquidiano para análise laboratorial. Como todos os corpos estranhos no corpo, o shunt pode infetar ou corromper-se. Se isso acontecer, tem de ser substituído (71). Por vezes, a disfunção do shunt pode ser o problema. Muito frequentemente, o prognóstico está relacionado com outra doença existente (por exemplo, neoplasia cerebral) (72).

3. Autocuidado de crianças com paralisia cerebral e de crianças com paralisia cerebral e hidrocefalia

A paralisia cerebral e a hidrocefalia são lesões do cérebro que provocam dificuldades de movimento e de postura, dificuldades na fala, na alimentação, na aprendizagem e no comportamento.

Por conseguinte, a criança, desde a mais tenra idade, estuda a forma mais adequada (se possível) de se alimentar, postura, vestir, lavar, brincar, etc., de forma autónoma. Como resultado, a criança terá um maior grau de independência nos cuidados pessoais e nas actividades diárias.

Inicialmente, o mais importante é a comunicação com a criança, para dar tempo suficiente para responder à pergunta e não apressar a criança a falar. Estimular a criança a realizar actividades de forma independente é de grande importância. Isto inclui ser capaz de comer de forma independente, sentar-se de forma escrita, usar a casa de banho e, se não for capaz de o fazer de forma independente, encorajar o seu filho a ajudar tanto quanto possível. A criança aprende a vestir-se de forma independente, por exemplo, vestir-se deitada de lado, sentar-se num canto da parede pode ajudá-la a equilibrar-se. É muito importante estimular a criança a manter-se de pé enquanto se agarra aos móveis, pois aprende a transferir o peso de um pé para o outro de forma autónoma. No entanto, a maioria destas crianças tem problemas de movimento e utiliza aparelhos. O processo de auto-cuidado inclui ir à escola, brincar, etc. (75).

II. Metodologia de investigação

1. Objeto de investigação

Uma criança com paralisia cerebral tem dificuldade em realizar as actividades diárias, tem dificuldade em cuidar de si própria e depende de outra pessoa. As crianças com hidrocefalia não podem cuidar de si próprias e necessitam de ajuda para se realizarem. É por esta razão que a investigação incide sobre este aspeto preocupante.

O tema desta investigação é a avaliação da independência na realização das actividades diárias em crianças com paralisia cerebral e crianças com paralisia cerebral e hidrocefalia. Os resultados permitiram-nos comparar os autocuidados de uma criança com paralisia cerebral e de uma criança com paralisia cerebral e hidrocefalia.

2. Objetivo da investigação

O principal objetivo do estudo é:

*   Determinar as repercussões da paralisia cerebral e da hidrocefalia, a forma como o estilo de vida e a realização das actividades quotidianas estão a mudar, dando especial ênfase aos cuidados pessoais;

*   determinar de que forma este grupo de crianças ultrapassa as barreiras que encontra na vida quotidiana;

*   determinar o grau de autonomia, de dependência de outra pessoa.

3. Tarefas da investigação

*   determinar o tipo de paralisia cerebral dos inquiridos;

*   determinar a presença de hidrocefalia entre os inquiridos;

*   identificar e avaliar as distorções adicionais dos inquiridos com paralisia cerebral;

*   identificar e avaliar as distorções adicionais dos inquiridos com paralisia cerebral e hidrocefalia;

*   identificar e avaliar a possibilidade e o tempo necessário para as necessidades fisiológicas básicas de uma criança com paralisia cerebral e de uma criança com paralisia cerebral e hidrocefalia;

*   Identificar e avaliar a possibilidade e o tempo necessário para vestir a parte superior do corpo (camisa, blusa, camisola) e vestir a parte inferior do corpo (calças, fatos de treino) de uma criança com paralisia cerebral e de uma criança com paralisia cerebral e hidrocefalia;

*   identificar e avaliar a possibilidade e o tempo necessário para a independência de pé, sentada e de movimentos de uma criança com paralisia cerebral e de uma criança com paralisia cerebral e hidrocefalia;

*   identificar e avaliar a possibilidade e a necessidade de outra pessoa para realizar as actividades diárias básicas de uma criança com paralisia cerebral e de uma criança com paralisia cerebral e hidrocefalia.

4. Hipóteses da investigação

Hipótese geral

> Parte-se do princípio de que as crianças com paralisia cerebral e as crianças com paralisia cerebral e hidrocefalia, devido à natureza da doença, têm problemas na realização das actividades diárias e, na sua maioria, necessitam da assistência de outra pessoa;

Sub-hipótese

H1 - Supõe-se que uma maior percentagem de crianças com paralisia cerebral tem dificuldade na transferência e nos movimentos em comparação com crianças com paralisia cerebral e hidrocefalia;

H2 - Assume-se que as crianças com paralisia cerebral têm um desequilíbrio em comparação com as crianças com paralisia cerebral e hidrocefalia;

H3 - Pressupõe-se que a maior percentagem de crianças com paralisia cerebral e hidrocefalia tem mais dificuldade em realizar actividades diárias em comparação com as crianças com paralisia cerebral;

H4 - Presume-se que as crianças com paralisia cerebral e hidrocefalia têm mais dificuldades em vestir a blusa e as calças do que as crianças com paralisia cerebral;

H5- Presume-se que as crianças com paralisia cerebral têm mais dificuldades em calçar e descalçar os sapatos do que as crianças com paralisia cerebral e hidrocefalia;

H6 - Presume-se que as crianças com paralisia cerebral e hidrocefalia têm mais dificuldades em manter a higiene pessoal e geral do que as crianças com paralisia cerebral;

H7 - Parte-se do princípio de que as crianças com paralisia cerebral e as crianças com paralisia cerebral e hidrocefalia têm doenças associadas;

H8 - Pressupõe-se que uma maior percentagem de crianças com paralisia cerebral e de crianças com paralisia cerebral e hidrocefalia têm capacidades intelectuais abaixo da média;

5. Variáveis de investigação

Variáveis independentes

* idade cronológica;
* sexo

Variáveis dependentes

* tipo de paralisia cerebral;
* forma de paralisia cerebral;
* a presença de hidrocefalia;
* estado somático;
* actividades diárias.

6. Métodos, técnicas e instrumentos de investigação

Métodos

* Método de análise estrutural;
* Método de comparação.

Técnicas

* Levantamento topográfico;
* Análise da documentação;

Observação.

Instrumentos

* Questionário

O questionário foi elaborado especialmente para esta investigação. O preenchimento do questionário durou entre 15 e 20 minutos. O questionário contém 44 perguntas. As perguntas estão agrupadas em quatro partes: estado somático, desenvolvimento da motricidade/mobilidade, higiene básica/pessoal e actividades da vida diária. A primeira parte do questionário, o desenvolvimento da motricidade/mobilidade, está relacionada com a independência da criança quando se senta, anda, transfere-se ou sai ao ar livre. Com este conjunto de perguntas, recebemos informações sobre o desenvolvimento motor da criança, bem como sobre a independência e a necessidade de outra pessoa para estar de pé e andar. O segundo grupo de perguntas está relacionado com as actividades diárias, a independência da criança ao vestir-se e despir-se, ao ir para a escola, ao escrever, ao pôr a mesa para comer, beber, etc. O terceiro grupo de perguntas diz respeito à higiene básica das crianças. A partir destas perguntas, recebemos informações sobre a autonomia da criança no banho, na lavagem, na ida à casa de banho. Este grupo deu-nos uma ideia clara da independência das crianças na manutenção da higiene básica e da sua necessidade de outra pessoa. O último quarto grupo é o estado somático. Este conjunto de perguntas fornece informações sobre o tipo e a forma da paralisia cerebral, a presença de hidrocefalia, a presença de uma doença concomitante e as capacidades intelectuais. Inclui a idade e o género da criança.

7.   População e amostra

A amostra é constituída por dois grupos de inquiridos:

*   Pessoas com paralisia cerebral que frequentam escolas especiais "Dr Zlatan Stremac" e "Future", bem como centros de dia para pessoas com deficiência "Day center for people with cerebral palsy" e o Instituto de Medicina Física e Reabilitação. Esta parte da amostra tem 32 pessoas, com idades compreendidas entre os 7 e os 18 anos e com uma forma diferente de paralisia cerebral.

*   O segundo grupo de inquiridos é constituído por 32 pessoas com paralisia cerebral e hidrocefalia, com idades compreendidas entre os 7 e os 18 anos, que frequentam o "Centro de Reabilitação", o "Centro de Dia para a Paralisia Cerebral" e alguns frequentam a escola "Dr. Zlatan Stremac" e "Futuro". Em termos de características - é uma amostra adequada.

8.   Local e hora do inquérito

O inquérito foi realizado no território de Skopje, República da Macedónia, no período de março a junho de 2014.

9.   Análise estatística dos dados

Uma vez recolhidos os dados, classificados e devidamente tabulados, procede-se ao seu tratamento posterior, calculando a frequência e as percentagens da estrutura dos resultados.

Para fazer uma comparação e determinar a relação entre os dados obtidos dos diferentes grupos de inquiridos e para testar hipóteses, aplicámos o teste *2, ao nível de significância de $p<0,05$. A análise dos resultados é efectuada com recurso ao programa PASW Statistics 18.

10.   Organização e evolução da investigação

Depois de obtermos autorização para a realização prática do inquérito, abordámos uma escolha específica da amostra do estudo.

Em quatro meses conseguimos obter os dados necessários sobre os quais trabalhámos, agrupando e comparando, de forma a atingirmos os objectivos e conclusões pretendidos. Paralelamente à recolha de dados, fizemos a análise da documentação relevante para o problema que exploramos.

Capítulo 3

3. ANÁLISE E INTERPRETAÇÃO DOS RESULTADOS

Os resultados desta investigação são analisados e interpretados para nos dar uma imagem clara da validade da investigação. A apresentação tabular e gráfica dos resultados permite-nos observar cada questão da melhor forma.

1. Revisão analítica dos correspondentes com paralisia cerebral

Para obter uma melhor visão da amostra e, posteriormente, para nos servir para o cruzamento e comparação de variáveis, bem como para a verificação da hipótese, achámos necessário fazer a análise para termos uma imagem real da sua estrutura.

1.1 Género dos correspondentes com paralisia cerebral

Em primeiro lugar, consideramos a variável independente - género. Os resultados foram tratados estatisticamente e apresentados em gráficos e tabelas.

Os resultados revelaram uma distribuição desigual dos géneros, sendo o sexo masculino ligeiramente mais frequente nas crianças com paralisia cerebral. Dos 32 inquiridos, 17 (53%) são do sexo masculino, enquanto 15 (47%) são do sexo feminino.

Estudos realizados a nível mundial apresentam resultados semelhantes no que respeita à proporção entre os sexos das crianças com paralisia cerebral. Esta investigação mostra que os homens dominam a paralisia cerebral. A investigação europeia mais recente apresenta maiores diferenças nos resultados, nomeadamente, o sexo masculino tem 30% mais hipóteses de sofrer de paralisia cerebral. As crianças do sexo masculino que nascem prematuramente têm 16 vezes mais probabilidades de sofrer de paralisia cerebral do que as do sexo feminino (76).

Os resultados são apresentados na Figura 1, que mostra a proporção entre os sexos das pessoas com paralisia cerebral.

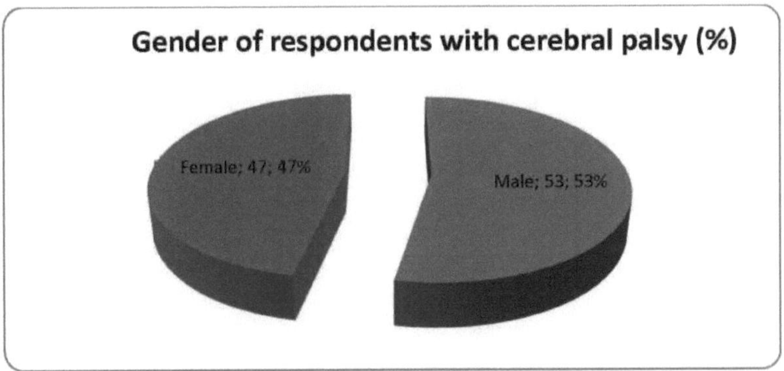

Figura 1. Género dos inquiridos com paralisia cerebral

1.1 Idade dos inquiridos com paralisia cerebral

De acordo com a estrutura etária, os inquiridos foram divididos em três grupos. Os inquiridos com idades compreendidas entre os 7 e os 10 anos, os inquiridos com idades compreendidas entre os 11 e os 14 anos e os inquiridos com idades compreendidas entre os 15 e os 18 anos.

A maioria dos inquiridos, 15 ou 46,9%, tinha idades compreendidas entre os 11 e os 14 anos, enquanto o grupo menos prevalecente, com idades compreendidas entre os 15 e os 18 anos, era constituído por 7 inquiridos, ou 21,9%. Com idades compreendidas entre os 7 e os 10 anos, 10 inquiridos ou 31,3%.

Sexo dos inquiridos		Idade dos inquiridos			Total
		7-10 anos	11-14 ano	15-18 ano	
Masculino	Número	6	8	3	**17**
	%	18.8	25	9.4	**53.1**
Feminino	Número	4	7	4	**15**
	%	12.5	21.9	12.5	**46.9**
Total	**Número**	**10**	**15**	**7**	**32**
	%	**31.3**	**46.9**	**21.9**	**100**

Quadro 7: Idade dos inquiridos com paralisia cerebral

1.2 Forma de paralisia cerebral entre os inquiridos com paralisia cerebral

Além disso, são processados resultados da forma de paralisia cerebral.

Os resultados obtidos são aproximados aos da investigação mundial. A forma mais típica de paralisia cerebral na nossa investigação é a forma espástica (62,2%). Vranisevic (1995) também obteve resultados semelhantes, 64-69% da paralisia cerebral pertence à forma espástica. A segunda é a forma hipotónica, com 21,9%. Segundo Vranisevic, a forma hipotónica está presente em 13,38%. A forma menos presente é a forma atáxica da paralisia cerebral, com 9,4%. Vranisevic apresenta resultados semelhantes, segundo o qual a ataxia está presente em 2,36% (8).

A investigação na Dinamarca revela que 50% das crianças com paralisia cerebral nascem prematuramente. Metade delas tem paralisia cerebral espástica, enquanto 1/3 tem hemiplegia ou hemiparesia. De acordo com esta investigação, uma maior proporção de crianças tem inteligência reduzida, nomeadamente 6 em cada 10 crianças. Uma criança em cada 20 tem ataxia ou tremor. Os resultados deste estudo mostram que um em cada três crianças não consegue andar e um em cada quatro não consegue comer (77).

De acordo com o exame sobre qual a forma de paralisia cerebral mais comum, os resultados mostram que a mais típica é a forma espástica de paralisia cerebral que ocorre em 20 inquiridos, respetivamente em 62,2% dos casos de paralisia cerebral. Em segundo lugar está a forma hipotensiva da paralisia cerebral que tem 7 inquiridos, ou seja, 21,9%. A menos presente é a forma atáxica da paralisia cerebral, 3 inquiridos ou 9,4%.

Na Figura 3 seguinte podemos ver a distribuição das formas de paralisia cerebral.

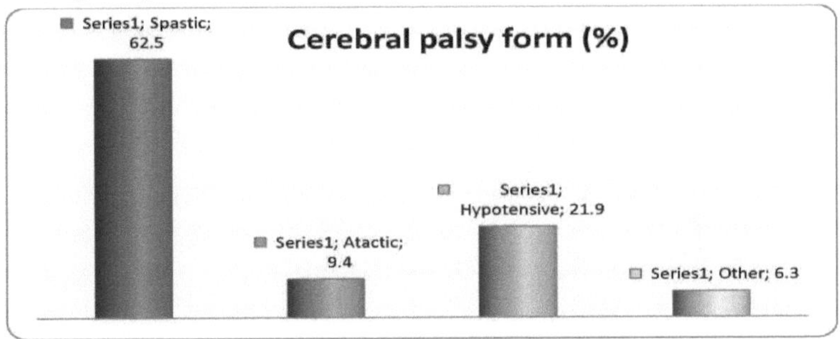

Figura 2: Forma da paralisia cerebral

1.3 Tipo de paralisia cerebral nos inquiridos com paralisia cerebral

O passo seguinte foi o processamento dos resultados da distribuição topográfica das crianças com paralisia cerebral. A distribuição topográfica representa o tipo de paralisia cerebral.

A quadriplegia está presente em 12 dos 32 inquiridos, ou seja, 37,5%. Em segundo lugar na representação topográfica está a hemiparesia que ocorre em 8 inquiridos ou 25%. Em terceiro lugar está a paraparesia, que está presente em 5 crianças ou 15,6%. A percentagem mais pequena, 2 inquiridos ou 6,3%, é o tipo mais fácil de paralisia cerebral - monoparésia.

Vranisevic (1995) também apresenta resultados semelhantes. Segundo ele, 27,56% das crianças com paralisia cerebral têm quadriplegia ou quadraparesia, 29,31% das crianças com PC têm hemiparesia, enquanto 40% das crianças têm a forma de hemiplegia espástica. Na pesquisa de Vranisevic (1995), a paraplegia está presente em 11,8% dos inquiridos, a paraparesia em 16,12% e 5,1% dos inquiridos têm paraplegia espástica (8).

Na investigação de Rapaic, de um total de 127 inquiridos, 27,56% tinham quadraparesia, 2,36% tinham paraplegia, 29,31% tinham hemiparésia e a monoparésia ocorria em 7,08% (6).

Quadro 8: Tipo de paralisia cerebral

Tipo de paralisia cerebral	Número	%
Monoparesia	2	6.3
Paraparesia	5	15.6
Hemiparesia	8	25
Quadriplegia	12	37.5
Outros	5	15.6

Total	32	100

A quadriplegia caracteriza-se pela incapacidade dos quatro membros e a hemiparesia pela incapacidade de um lado do corpo (pé ou mão esquerda e mão e pé direitos). A paraparesia está presente em 15,6% e é caracterizada pela incapacidade de ambas as extremidades inferiores.
Além disso, são explicadas várias questões relacionadas com o estado somático das crianças com paralisia cerebral.

Quadro 9: Utilização de dispositivos de assistência

Utilização na vida quotidiana da criança?	Número	(%)
Cadeira de rodas	20	62.5
Muletas, andarilhos ou quaisquer dispositivos ortopédicos	2	6.3
Não utiliza nenhum dispositivo	10	31.3
Total	**32**	**100**

As crianças com paralisia cerebral têm dificuldades e limitações na vida quotidiana. Esta situação resulta principalmente de perturbações motoras. Como resultado, uma grande percentagem destas crianças utiliza dispositivos ortopédicos de assistência para melhor funcionar na realização das actividades diárias. Quando questionados sobre o que a criança utiliza diariamente, a resposta foi que a maior percentagem utiliza cadeira de rodas 62,5%, em segundo lugar com 31,3% não utilizam qualquer dispositivo, enquanto 6,3% utilizam andarilho, muletas ou qualquer dispositivo ortopédico.

A Academia Americana de Pediatria publicou na sua revista oficial um inquérito que abrangeu 5366 inquiridos com idades compreendidas entre os 2 e os 6 anos. Foi efectuada uma investigação especial aos participantes a partir dos 6 anos, num total de 2.296 pessoas ou 43% do número total de crianças com paralisia cerebral. Destes inquiridos, apenas 12,8% conseguiam mover-se e andar de forma independente por mais de 20 passos, com o apoio e assistência de 18,4% das crianças (78).

De acordo com o Gross Motor Classification System, o sistema para as disfunções motoras, a capacidade de andar das crianças com paralisia cerebral entre os 6 e os 12 anos é inferior a 38%, enquanto esta percentagem é muito mais elevada, 62%, entre as crianças dos 2 aos 4 anos (79).

1.4 Perturbações sensoriais em crianças com paralisia cerebral

Quadro 10: Síntese dos resultados relativos às perturbações do desenvolvimento sensorial

As crianças com paralisia cerebral desenvolvem perturbações sensoriais?	Número	(%)
Deficiência ocular	0	0
Deficiência auditiva	1	3.1
Sem perturbações sensoriais	31	96.9
Total	**32**	**100**

Da investigação, dos 32 inquiridos, 31, ou seja, 96,9%, não apresentavam quaisquer perturbações do desenvolvimento sensorial. A investigação de Rapaic e Nedovic (2011) mostra que a condição auditiva é geralmente boa e não é muito alarmante para as pessoas com paralisia cerebral (6). Entre os nossos inquiridos, a situação é a mesma. Nomeadamente, apenas uma criança ou 3,1% tem deficiência auditiva.

A rubéola cognitiva pós-meningite aumenta o risco de perda da função auditiva em indivíduos com paralisia cerebral. O não tratamento destas condições pode levar à perda de audição em 91% dos indivíduos (80).

A pesquisa realizada em Espanha, que englobou 64 inquiridos com paralisia cerebral, 47% fizeram um exame para verificar o estado da audição. 18 inquiridos ou 60% tinham perda auditiva neurossensorial. Um terço destes distúrbios auditivos foram associados a deficiências intelectuais. A definição do seu diagnóstico foi alargada entre os 3 meses e os 7 anos (81).

A deficiência visual não ocorre em nenhuma das 32 crianças examinadas que têm paralisia cerebral. Outros estudos fornecem os seguintes resultados. Guilbor (1960) afirma que 50% das crianças com paralisia cerebral têm estrabismo (82). Henderson, no seu livro, enumera os resultados de Douglas, segundo os quais 9,9% das crianças com paralisia cerebral têm atrofia ótica (83).

As diferenças entre os resultados desta investigação e os de investigações estrangeiras no que se refere à audição e à visão devem-se sobretudo ao reduzido número de inquiridos e a coincidências.

2. Revisão analítica dos inquiridos com paralisia cerebral e hidrocefalia

2.1 Sexo dos inquiridos com paralisia cerebral e hidrocefalia

De acordo com os resultados, a distribuição por género das crianças com paralisia cerebral e hidrocefalia não é igual. A maioria é do género masculino 62,5% e do género feminino 37,5%.

Os resultados são apresentados no gráfico (figura 3), onde se pode ver a desigualdade de género das crianças com paralisia cerebral e hidrocefalia.

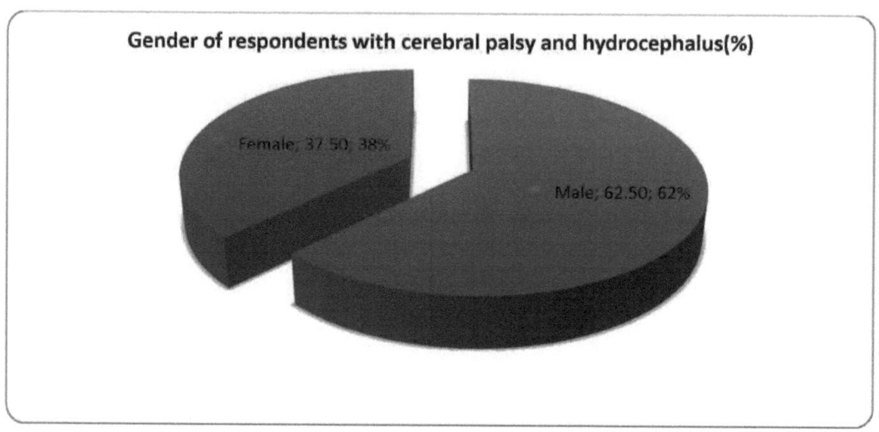

Figura 3: Género das crianças com paralisia cerebral e hidrocefalia

2.2 . Idade dos inquiridos com paralisia cerebral e hidrocefalia

De acordo com a idade dos inquiridos, estes foram divididos em três grupos, assim como os inquiridos com paralisia cerebral. A maioria dos inquiridos, 18 ou 56,3%, tinha idades compreendidas entre os 7 e os 10 anos, enquanto o menor número de inquiridos, 5 ou 15,6%, tinha idades compreendidas entre os 11 e os 14 anos. O número de inquiridos com idades entre os 15 e os 18 anos era de 9 ou 28,1%.

Quadro 11: Idade dos inquiridos com paralisia cerebral e hidrocefalia

Sexo dos inquiridos		Idade dos inquiridos			Totais
		7-10 anos	11-14 anos	15-18 anos	
masculino	número	10	4	6	20
	%	31.3	12.5	18.8	62.5
feminino	número	8	1	3	12
	%	25	3.1	9.4	37.5
Total	número	18	5	9	32
	%	56.3	15.6	28.1	100

2.3 Forma de paralisia cerebral em inquiridos com hidrocefalia

A forma mais comum de paralisia cerebral em crianças com hidrocefalia é a forma espástica, com 22 ou 68,8%. A percentagem mais baixa de crianças com hidrocefalia, dois inquiridos ou 6,3%, tem a forma hipotónica de paralisia cerebral. A forma atáxica está presente em 3 inquiridos ou 9,4%.

Na figura 4 podemos ver claramente a distribuição das formas de paralisia cerebral em crianças com hidrocefalia.

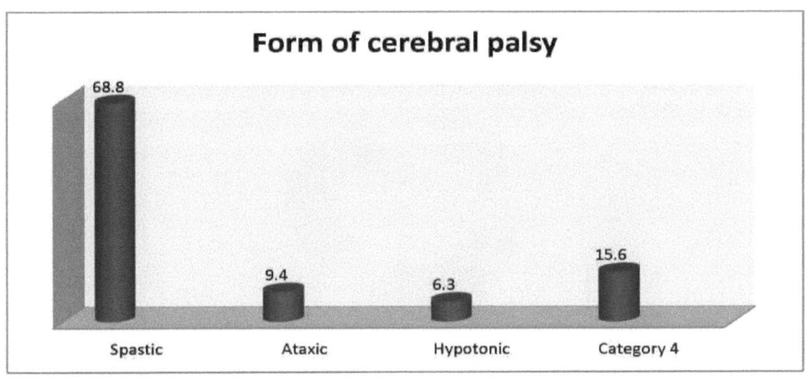

Figura 4: Uma forma de paralisia cerebral

2.4 Tipo de paralisia cerebral em crianças com hidrocefalia

O tipo de paralisia cerebral é de grande importância para esta investigação. Os tipos são divididos de acordo com a distribuição topográfica. Os resultados mostram que a maioria das crianças com hidrocefalia tem quadriplegia 31,3%, e nenhuma tem mono paresia.

Tabela 12: Tipo de paralisia cerebral em crianças com hidrocefalia

Tipo de paralisia cerebral	número	%
Mono paresia	0	0
Para paresia	7	21.9
Hemi paresia	6	18.8
Quadriplegia	10	31.3
Outros	9	28.1
Total	**32**	**100**

A para paresia está presente em 7 inquiridos, ou seja, 21,9% e a hemi paresia em 18,8% das crianças. Além disso, foram tratadas as questões do inquérito relativas ao estado somático das crianças que sofrem de hidrocefalia.

As crianças com paralisia cerebral e hidrocefalia têm frequentemente dificuldades motoras e precisam de ajuda para funcionar na vida quotidiana. No inquérito, perguntou-se às crianças quais os dispositivos ortopédicos de assistência que utilizam frequentemente na vida quotidiana. De acordo com os resultados, muitas crianças utilizam cadeiras de rodas (40,6%), uma grande percentagem não utiliza qualquer ajuda (25%) e 34,4% utilizam muletas, andarilhos ou outros dispositivos ortopédicos.

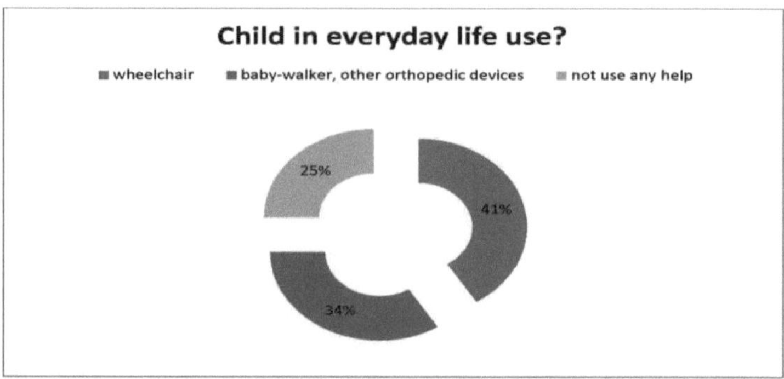

Figura 5: Utilização de dispositivos ortopédicos

Perturbações sensoriais em crianças com paralisia cerebral e hidrocefalia

Quadro 13: Síntese dos resultados de uma perturbação do desenvolvimento dos sentidos

Se a criança tem uma perturbação no desenvolvimento dos sentidos?	número	(%)
Problemas de visão	13	40.6
Problemas de audição	1	3.1
Sem problemas	18	56.3
Total	**32**	**100**

A secção que abrange as questões do estado somático das crianças com paralisia cerebral mostrou que nenhuma criança tem deficiência visual, enquanto que nas crianças com paralisia cerebral e hidrocefalia 40,63% têm problemas. De acordo com os resultados da pergunta do inquérito, a percentagem mais elevada, 56,25% das crianças, não tem perturbações no desenvolvimento dos sentidos. A deficiência auditiva afecta 13,3% das crianças. Segundo Holliston (1999), muitas crianças com hidrocefalia têm problemas de perceção visual, orientação visual e reconhecimento de pessoas (84).

2.5 Válvula incorporada em crianças com hidrocefalia

Uma grande percentagem de crianças com paralisia cerebral e hidrocefalia tem uma válvula incorporada para melhorar a sua condição. Mas quando a hidrocefalia é ligeira, as crianças não têm válvula. De acordo com os resultados, 46,9% das crianças com hidrocefalia não têm válvula incorporada, enquanto 53,1% têm válvula incorporada (shant).

Se a causa da hidrocefalia for a absorção insuficiente do líquido cefalorraquidiano ou uma obstrução que não possa ser removida por cirurgia, é necessário atuar sintomaticamente, o que significa remover o excesso de líquido. Isto é conseguido através de uma válvula incorporada (20).

Apesar de muitos relatos sobre como melhorar a situação através da colocação de um shunt, há um certo número de doentes que não melhoram a sua situação após a cirurgia de shunt (Bannister; Salmon; Wood) (85, 86).

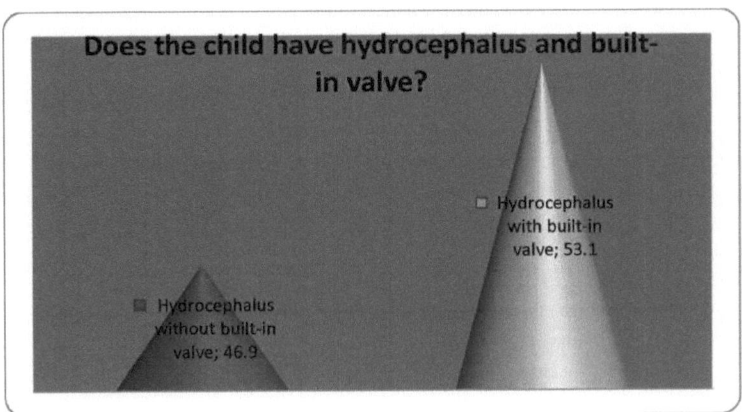

Figura 7: Válvula incorporada em crianças com hidrocefalia

3. Doenças concomitantes

Quadro 14: Resumo dos resultados das doenças associadas em crianças com paralisia cerebral e crianças com hidrocefalia

Tipo de deficiência		Doenças concomitantes		X^2 teste resultados
		Sim	Não	
PC	número	13	19	
	%	40.6	59.4	$X2=0.064$
PC e HC	número	14	18	df=1
	%	43.7	56.3	
Total	número	27	37	p=0.8

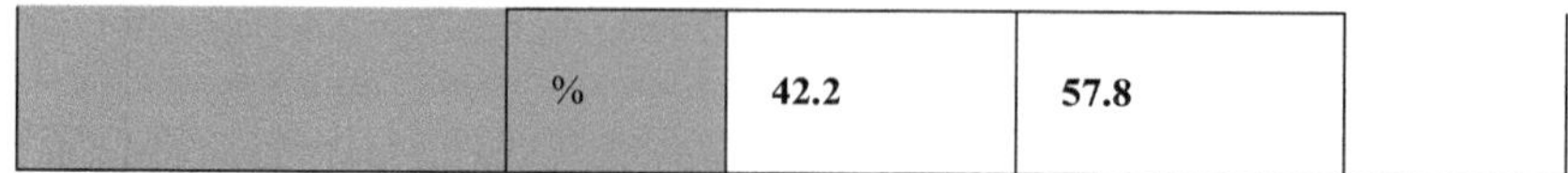

	%	42.2	57.8	

A Tabela 14 apresenta os mesmos inquiridos da anterior, em termos da presença de doenças concomitantes. Os resultados mostram que, dos 64 inquiridos, 37 ou 57,8% não têm doença concomitante e 27 ou 42,2% têm uma doença concomitante.

Das crianças com paralisia cerebral, 19 inquiridos ou 59,4% não têm doenças concomitantes e 13 ou 40,6% têm uma doença concomitante.

Quanto às crianças com paralisia cerebral e hidrocefalia, 18 ou 56,3% não têm doenças associadas e 14 ou 43,7% têm uma doença concomitante.

Os resultados obtidos no inquérito apontam para a conclusão de que não existe diferença estatisticamente significativa entre a presença de doença concomitante nos indivíduos com PC e nos indivíduos com PC e HC, pois $X2 = 0,064$, df = 1, e o valor de p = 0,8 é superior ao nível de significância a = 0,05.

A investigação da Islândia mostra que 84% dos inquiridos com paralisia cerebral comunicam verbalmente e 16% não comunicam verbalmente. Os inquiridos que comunicam de forma não verbal 88% têm outras doenças concomitantes (87).

As pessoas com PC têm frequentemente ataques epilépticos. Woods (1957) declara que 37% das pessoas com PC têm convulsões de intensidade variada (88). Rusk (1971) afirmou que 80% dos indivíduos com PC apresentavam EEG anormal (89).

As dificuldades mais comuns nas crianças com PC são: hiperatividade, adição de letras, substituição gráfica das letras, falta de atenção, aumento da excitação emocional, dificuldade de orientação, cansaço fácil e outras (Sudgen Keogh, 1990) (90).

De acordo com Barac (1979), nas crianças com PC ocorrem frequentemente deficiências visuais, miopia, hipermetropia, astigmatismo, estrabismo, etc. (91). De acordo com Schenker R., Coster W., Parush S., a investigação mostra que a síndrome hiperactiva "ADHD" ocorre em 19% das pessoas com PC (92). O inquérito de Parkes, White-Koning, McCullough, Colver (2009), cerca de 40% dos inquiridos com PC apresentaram alguma disfunção a nível emocional ou comportamental e de conceção (93). A investigação de Ljubic, Trajkovski, Kuturec (2008) sobre a relação entre o estrabismo e o comprometimento dos nervos cranianos mostra resultados que indicam uma prevalência significativa de estrabismo em crianças com PC, o que significa que o risco de contrair estrabismo em indivíduos com PC é 5,69 vezes maior do que qualquer distúrbio neurológico (94). A investigação de Courtney Johnston (2012) sobre inquiridos com PC mostrou que 40% das pessoas não conseguem sentir o estímulo tátil da sua própria ação com a mão. Cerca de 30% dos inquiridos conseguem sentir o objeto tocado mas não conseguem explicar onde, quando ou o que tocaram. Apenas 23% dos inquiridos têm uma sensação tátil precisa e exacta (95).

A investigação de Trajkovski, Kokormanova (2012) incluiu 62 inquiridos. Estes foram divididos em dois grupos: um grupo de inquiridos com PC com DI (N = 31) dos 4 aos 18 anos e o segundo grupo de sujeitos sem DI (deficiência intelectual) também dos 4 aos 18 anos. De acordo com os resultados desta investigação, as doenças associadas são mais frequentes entre as pessoas com PC que têm deficiência intelectual, em comparação com as pessoas com PC sem deficiência intelectual (96).

As crianças com hidrocefalia têm frequentemente perturbações convulsivas. Na investigação de Fernell (1988), a epilepsia estava presente em 22% das crianças com hidrocefalia nascidas a tempo e 33% em crianças pré-termo (97, 98).

Capítulo 4

4. Revisão analítica dos resultados do inquérito relativo ao desenvolvimento da motricidade/mobilidade das crianças com paralisia cerebral e das crianças com paralisia cerebral e hidrocefalia

Além disso, são apresentadas 4 perguntas do inquérito para o desenvolvimento da capacidade motora/mobilidade em crianças com PC e crianças com PC e HC.

Quadro 15: Síntese dos resultados para os lugares individuais

Tipo de deficiência		Assentos			Teste exato de Fisher
		independente	Com dispositivos	com a ajuda de outra pessoa	
PC	número	18	10	4	
	%	56.2	31.3	12.5	
PC e HC	número	18	6	8	p=0.362
	%	56.2	18.8	25	
Total	número	36	16	12	
	%	56.2	25	18.8	

A Tabela 15 mostra a situação dos inquiridos com paralisia cerebral e dos inquiridos com paralisia cerebral e hidrocefalia relativamente à atividade - sentar-se. Os resultados mostram que, dos 64 inquiridos, 12 inquiridos ou 18,8% precisam de ajuda e/ou assistência de outra pessoa para se sentarem, enquanto 36 inquiridos ou 56,2% realizam esta atividade de forma independente e 16 inquiridos ou 25% utilizam dispositivos para ajuda.

No que diz respeito às pessoas com paralisia cerebral, 18 inquiridos, ou 56,2%, realizam esta atividade de forma independente, 4 inquiridos, ou 12,5%, sentam-se com a ajuda de outra pessoa e 10 inquiridos, ou 31,3%, necessitam de ajuda adicional de dispositivos para realizar esta atividade.

A situação é semelhante para os inquiridos com paralisia cerebral e hidrocefalia. Dos 32 inquiridos, 18 deles, ou 56,2%, conseguem sentar-se sozinhos, 6 inquiridos, ou 18,8%, precisam de dispositivos para se poderem sentar e os outros 8 inquiridos, ou 25%, sentam-se com a ajuda de outra pessoa.

Do inquérito realizado, obtiveram-se resultados que apontam para a conclusão de que não existe diferença estatisticamente significativa entre a área de atividade nos inquiridos com paralisia cerebral e os inquiridos com paralisia cerebral e hidrocefalia, pois o valor p = 0,362 é superior ao nível de significância a=0,05.

Na pesquisa de Rapaic (1988), dos 127 inquiridos com PC, 87 ou 68,5% sentam-se corretamente sem o uso de dispositivos, com dificuldade e precisam de ajuda para se sentarem 26 inquiridos ou 20,47% e 14 ou 11,02% não se conseguem sentar de todo (99).

Quadro 16: Síntese dos resultados para a marcha independente

Tipo de deficiência		Andar a pé			Pescador Teste exato
		independente	Com dispositivos	com a ajuda de aparelhos ou de outra pessoa	
PC	número	8	4	20	
	%	25	12.5	62.5	P=[1]
PC e HC	número	8	5	19	
	%	25	15.6	59.4	

Total	número	16	9	39	
	%	25	14.1	60.9	

A Tabela 16 mostra a situação dos inquiridos com paralisia cerebral e dos inquiridos com paralisia cerebral e hidrocefalia relativamente à atividade de andar. Os resultados mostram que, dos 64 inquiridos, 39 inquiridos ou 60,9% andam com a ajuda e assistência de outra pessoa, enquanto 9 inquiridos ou 14,1% andam com um dispositivo de assistência e 16 inquiridos ou 25% andam sozinhos.

No que diz respeito às pessoas com paralisia cerebral, 20 inquiridos ou 62,5% caminham com a ajuda e assistência de outra pessoa, 8 inquiridos ou 25% caminham de forma independente e 4 inquiridos ou 12,5% caminham com dispositivos de assistência.

A situação dos inquiridos com paralisia cerebral e hidrocefalia é a seguinte: com a ajuda e assistência de outra pessoa, andam 19 inquiridos ou 59,4%, de forma independente podem andar 8 ou 25% com dispositivos de assistência andam 5 inquiridos ou 15,6%.

Os resultados obtidos permitem concluir que existe uma diferença estatisticamente significativa entre a atividade de caminhar no ambiente dos inquiridos com paralisia cerebral e dos inquiridos com paralisia cerebral e hidrocefalia, pois $p = 1$.

Na investigação de Rapaic (1988), 45 ou 35,43% caminhavam independentemente com a ajuda de outra pessoa, 66 ou 51,96% em cadeira de rodas e 12 ou 9,45% com dispositivos de assistência como bengalas, muletas e aparelhos acima do joelho. Devido à gravidade da deficiência, 4 crianças, ou 3,15%, não andavam de todo (99).

Quadro 17: Síntese dos resultados relativos ao estatuto de independente

Tipo de deficiência		De pé			Pescador Teste exato
		independente	com dispositivos (muletas, andarilho)	com a ajuda de outra pessoa	
PC	número	14	1	17	p=0.176

	%	43.8	3.1	53.1
PC e HC	número	12	6	14
	%	37.5	18.7	43.8
Total	número	**26**	**7**	**31**
	%	**40.7**	**10.9**	**48.4**

A Tabela 17 mostra a situação dos inquiridos com paralisia cerebral e dos inquiridos com paralisia cerebral e hidrocefalia relativamente à atividade de se levantar da cama ou de uma cadeira. Os resultados mostram que, dos 64 inquiridos, 31 inquiridos ou 48,4% levantam-se com a ajuda de outra pessoa. Simultaneamente, 26 ou 40,7% dos inquiridos levantam-se de forma independente e 7 sujeitos ou 10,9% com dispositivos de assistência (muletas, andarilho).

No que diz respeito aos inquiridos com paralisia cerebral, a maioria deles, 17 inquiridos ou 53,1%, levanta-se com a ajuda de outra pessoa, 14 inquiridos ou 43,8% levantam-se independentemente e 1 inquirido ou 3,1% levanta-se com dispositivos de assistência.

A situação entre os inquiridos com paralisia cerebral e hidrocefalia é diferente. Com a ajuda de outra pessoa, levantam-se 14 inquiridos, ou seja, 43,8%; de forma independente, levantam-se 12 inquiridos, ou seja, 37,5%; e com dispositivos de assistência, levantam-se 6 inquiridos, ou seja, 18,7%.

Os resultados obtidos permitem concluir que não existe diferença estatisticamente significativa entre a atividade de sair da cama ou de uma cadeira nos inquiridos com paralisia cerebral e nos inquiridos com paralisia cerebral e hidrocefalia, pois p = 0,176.

Quadro 18: Síntese dos resultados da transferência

Tipo de deficiência	Transferência		Pescador Teste exato

		com a ajuda de dispositivos de assistência	Independente	com a ajuda de outra pessoa e de dispositivos de assistência	
PC	número	3	9	20	
	%	9.4	28.1	62.5	
PC e HC	número	5	8	19	**p=0.872**
	%	15.6	25	59.4	
Total	número	**8**	**17**	**39**	
	%	**12.5**	**26.6**	**60.9**	

A Tabela 18 mostra a situação dos inquiridos com paralisia cerebral e dos inquiridos com paralisia cerebral e hidrocefalia relativamente à atividade de transferência de um local para outro. Os resultados mostram que, dos 64 inquiridos, 39 inquiridos ou 60,9% fazem a atividade de transferência com a ajuda de outra pessoa e de dispositivos de assistência. 17 inquiridos, ou 26,6%, fazem a transferência de um local para outro de forma independente, sem a ajuda e assistência de outra pessoa, e 8 inquiridos, ou 12,5%, fazem a atividade de transferência com a ajuda de dispositivos de assistência.

No que diz respeito às crianças com paralisia cerebral, 20 inquiridos ou 62,5% fazem a atividade de transferência com a ajuda de outra pessoa e de dispositivos de assistência, 9 inquiridos ou 28,1%

transferem-se independentemente de um lugar para outro e 3 inquiridos ou 9,4% fazem a atividade de transferência com a ajuda de dispositivos de assistência.

A situação é semelhante nos indivíduos com paralisia cerebral e hidrocefalia. A atividade de transferência com a ajuda de outra pessoa e de dispositivos de assistência é feita por 19 inquiridos, ou seja, 59,4%, 8 inquiridos ou 25% transferem-se independentemente e 5 inquiridos ou 15,6% fazem a atividade de transferência com a ajuda de dispositivos de assistência.

Os resultados obtidos permitem concluir que não existe diferença estatisticamente significativa entre a transferência de atividade de um local para outro nos inquiridos com paralisia cerebral e nos inquiridos com paralisia cerebral e hidrocefalia, uma vez que o valor de p = 0,872 é superior ao nível de significância a = 0 05.

Na investigação de Vrzhaleva (2013), que inclui 74 inquiridos com paralisia cerebral, é apresentada a transferência da cadeira de rodas para a banheira ou chuveiro, a transferência da cadeira de rodas para a sanita e a transferência da cadeira de rodas para uma cadeira ou cama. Os inquiridos estão divididos de acordo com a forma de PC. Apenas 21,62% dos inquiridos conseguem fazer a transferência sem a ajuda de outra pessoa ou dispositivo, 31,08% precisam de ajuda para realizar esta atividade e 47,3% não conseguem fazer a transferência. A transferência da cadeira de rodas para a sanita por si só não é possível para 85% dos inquiridos e 33,78% utilizam dispositivos de apoio para esta atividade. A transferência para uma banheira ou chuveiro não é possível para 59,46% dos inquiridos e 35,13% necessitam de ajuda para realizar esta atividade (100).

Quadro 19: Desenvolvimento das capacidades motoras das crianças com paralisia cerebral e hidrocefalia

Tipo de deficiência		Desenvolvimento da capacidade motora/mobilidade				X^2 teste resultados
		Sentar	Andar	Levantar-se	Transferência	
PC	número	14	24	18	23	X^2 =0,071 df=3 p=0.995
	%	43.8	75	56.3	71.9	

PC e HC	número	14	24	20	24
	%	43.8	75	62.5	75
Total	número	**28**	**48**	**38**	**47**
	%	**43.8**	**75**	**59.4**	**73.4**

Na tabela 19 é mostrada a comparação do desenvolvimento da habilidade motora/mobilidade das crianças com PC, crianças com PC e HC. Pode observar-se que a maior percentagem de crianças com PC e de crianças com PC e HC tem dificuldade em andar no ambiente (75%). A maior percentagem de crianças com PC e com HC tem dificuldade em sair da cama ou da cadeira (62,5%) e em transferir-se de um sítio para outro (75%) do que as crianças com PC, em que 56,3% têm dificuldade em sair da cama ou da cadeira e 71,9% têm dificuldade em andar de um sítio para outro.

Os resultados mostram que não há verificação estatística das respostas dos inquiridos com paralisia cerebral e dos inquiridos com paralisia cerebral e hidrocefalia ($x2 = 0,071$, $df = 3$, $p = 0,995$).

Os distúrbios motores são comuns em crianças com hidrocefalia. No estudo de Hoppe-Hirsch (1998), 60% das crianças que fizeram tratamento cirúrgico, ainda apresentavam os défices motores (101). Este estudo é consistente com a pesquisa de Heinsbergen (2002), em que 61% das crianças com hidrocefalia que são tratadas cirurgicamente apresentam disfunção músculo-esquelética (102).

A questão seguinte diz respeito ao equilíbrio entre crianças com PC e crianças com PC e HC.

Quadro 20: Saldo com imparidade

Tipo de deficiência	Saldo depreciado	X^2 resultados dos testes

		Sim	Não	Parcial	
PC	número	10	8	14	
	%	31.2	25	43.8	
PC e HC	número	14	5	13	$X^2 =1,396$ df=2 p=0.498
	%	43.8	15.6	40.6	
Total	número	**24**	**13**	**27**	
	%	**37.5**	**20.3**	**42.2**	

A Tabela 20 mostra a situação dos inquiridos com paralisia cerebral e dos inquiridos com paralisia cerebral e hidrocefalia relativamente ao equilíbrio da atividade. Os resultados mostram que, dos 64 inquiridos, 27 inquiridos ou 42,2% têm o equilíbrio parcialmente comprometido, 13 ou 20,3% não têm o equilíbrio comprometido e 24 ou 37,5% têm o equilíbrio comprometido.

No que diz respeito às pessoas com paralisia cerebral, 14 inquiridos ou 43,8% têm um equilíbrio parcialmente comprometido, 8 ou 25% não têm um equilíbrio comprometido e 10 ou 31,2% têm um equilíbrio comprometido.

Entre os inquiridos com paralisia cerebral e hidrocefalia, 13 ou 40,6% têm um equilíbrio parcialmente comprometido, 5 ou 15,6% não têm um equilíbrio comprometido e 14 ou 43,8% têm um equilíbrio comprometido.

Os resultados obtidos permitem concluir que não existe diferença estatisticamente significativa entre a atividade sair da cama ou de uma cadeira para os inquiridos com paralisia cerebral e os inquiridos com paralisia cerebral e hidrocefalia porque $X2 = 1,396$, df = 2, um valor de p = 0,498 é superior ao nível de significância a = 0,05.

De acordo com a pesquisa de Rapaic (1988) para um grupo de 127 inquiridos, 38 ou 29,92% das crianças conseguiam ficar de pé normalmente, mantendo o equilíbrio do corpo sem dificuldade, sem assistência e sem apoio. 48 crianças ou 37,79% tinham dificuldades com o equilíbrio e, devido à lesão primária, 41 ou 32,28% do total de inquiridos não conseguiam manter-se de pé (99).

Nobre et al. (2009) investigaram a capacidade de manutenção do equilíbrio em crianças com PC. Eles dividiram as crianças em dois grupos. Um grupo é constituído por 10 crianças diparéticas e um grupo de controlo de 9 crianças saudáveis. Todas as crianças têm a capacidade de manter o equilíbrio sem apoio (103).

As próximas 8 questões do inquérito referem-se às actividades diárias e à forma como são realizadas pelas crianças com PC e pelas crianças com HC.

Quadro 21: Utilização de talheres

Tipo de deficiência		Utilização de talheres			X^2 resultados dos testes
		Sim	Não	Com ajuda	
PC	número	14	7	11	
	%	43.7	21.9	34.4	
PC e HC	número	16	8	8	X^2 =0,674 df=2 p=0.714
	%	50	25	25	
Total	número	30	15	19	
	%	46.9	23.4	29.7	

A Tabela 21 mostra a situação dos inquiridos relativamente à utilização de talheres, garfo e colher. Os resultados mostram que, dos 64 inquiridos, 19 ou 29,7% utilizam os talheres com ajuda, enquanto 15 ou 23,4% não os utilizam e 30 ou 46,9% utilizam o garfo e a colher individualmente.

No que diz respeito às crianças com paralisia cerebral, 14 inquiridos, ou 43,7%, utilizam garfo e colher, 7 inquiridos, ou 21,9%, não utilizam talheres 11 inquiridos, ou 34,4%, utilizam talheres com ajuda.

No que diz respeito às crianças com paralisia cerebral e hidrocefalia, a situação é semelhante. A maioria delas, 16 inquiridos ou 50%, usa garfo e colher, 8 sujeitos 25% não usam e 8 ou 25% dos inquiridos usam talheres com ajuda.

Os resultados obtidos permitem concluir que não existe diferença estatisticamente significativa entre a utilização de talheres nos inquiridos com paralisia cerebral e nos inquiridos com paralisia cerebral e hidrocefalia, pois $X2 = 0,674$, df = 2, um valor de p = 0,714 é superior ao nível de significância a = 0,05.

Quadro 22: Beber de um copo

Tipo de deficiência		Beber de um copo			X^2 resultados dos testes
		Sim	Não	Com ajuda	
PC	número	14	7	11	
	%	43.7	21.9	34.4	
PC e HC	número	17	10	5	$X^2 = 3,070$ df=2 p=0.215
	%	53.1	31.3	15.6	
Total	número	31	17	16	
	%	48.4	26.6	25	

A Tabela 22 mostra a situação dos inquiridos com paralisia cerebral e dos inquiridos com paralisia cerebral e hidrocefalia em termos da atividade de beber de um copo. Os resultados mostram que, dos 64 inquiridos, 31 inquiridos ou 48,4% conseguem beber de um copo individualmente, 17 ou 26,6% não bebem sozinhos e 16 ou 25% bebem de um copo com ajuda.

No que diz respeito aos inquiridos com paralisia cerebral, 14 ou 43,7% conseguem beber de um copo individualmente, 7 inquiridos ou 21,9% não bebem sozinhos e 11 ou 34,4% bebem de um copo com ajuda.

Relativamente às crianças com paralisia cerebral e hidrocefalia, a situação é a seguinte: 17 inquiridos ou 53,1% podem beber de um copo individualmente, 10 ou 31,3% não bebem sozinhos e 5 ou 15,6% bebem de um copo com ajuda.

Os resultados obtidos permitem concluir que não existe diferença estatisticamente significativa entre a atividade de beber de um copo dos inquiridos com paralisia cerebral e dos inquiridos com paralisia cerebral e hidrocefalia porque $X2 = 3,070$, df $= 2$, um valor de p $= 0,215$ é superior ao nível de significância a $= 0,05$.

Quadro 23: Calçar e descalçar sapatos

Tipo de deficiência		Calçar e descalçar os sapatos			Teste exato de Fisher
		Sim	Não	Com ajuda	
PC	número	1	19	12	
	%	3.1	59.4	37.5	
PC e HC	número	9	15	8	p=0.023
	%	28.1	46.9	25	
Total	número	10	34	20	
	%	15.6	53.1	31.3	

A Tabela 23 mostra a situação dos inquiridos com paralisia cerebral e dos inquiridos com paralisia cerebral e hidrocefalia relativamente à atividade de calçar e descalçar sapatos. Os resultados mostram que, dos 64 inquiridos, 34 ou 53,1% não conseguem calçar e descalçar os sapatos de forma autónoma, 20 ou 31,3% calçam e descalçam os sapatos com ajuda e 10 ou 15,6% calçam e descalçam os sapatos de forma autónoma.

No que diz respeito às crianças com paralisia cerebral, 19 inquiridos ou 59,4% não conseguem calçar e descalçar os sapatos de forma independente, 12 ou 37,5% calçam e descalçam os sapatos com ajuda e 1 ou 3,1% calçam e descalçam os sapatos de forma independente.

No que diz respeito às crianças com paralisia cerebral e hidrocefalia, 15 ou 46,9% dos inquiridos não conseguem calçar e descalçar os sapatos de forma autónoma, 9 ou 28,1% calçam e descalçam os sapatos de forma autónoma e 8 ou 25% calçam e descalçam os sapatos mas com ajuda.

Os resultados obtidos permitem concluir que existe uma diferença estatisticamente significativa entre a atividade de calçar e descalçar sapatos nos inquiridos com paralisia cerebral e nos inquiridos com paralisia cerebral e hidrocefalia, pois o valor de p = 0,023 é inferior ao nível de significância a = 0,05.

Quadro 24: Vestir e despir o casaco

Tipo de deficiência		Vestir e despir o casaco			X^2 resultados dos testes
		Sim	Não	Com ajuda	
PC	número	5	13	14	
	%	15.6	40.6	43.8	
PC e HC	número	11	11	10	$X^2 = 3,083$ df=2 p=0.219
	%	34.4	34.4	31.2	
Total	número	16	24	24	
	%	25.0	37.5	37.5	

A Tabela 24 apresenta a mesma situação para os inquiridos anteriores no que se refere à atividade de vestir e despir o casaco. Os resultados mostram que, dos 64 inquiridos, 24 ou 37,5% não conseguem vestir e despir o casaco de forma autónoma, 24 ou 37,5% fazem-no com ajuda e 16 ou

25% vestem e despem o casaco de forma autónoma.

No que diz respeito às crianças com paralisia cerebral, 14 inquiridos ou 43,8% vestem e despem o casaco com ajuda, 13 ou 40,6% não o conseguem fazer e 5 ou 15,6% vestem e despem o casaco de forma independente.

No que diz respeito às crianças com paralisia cerebral e hidrocefalia, 11 inquiridos ou 34,4% vestem e despem o casaco de forma autónoma, 11 ou 34,4% não o fazem e 10 ou 31,3% vestem e despem o casaco com ajuda.

Os resultados obtidos permitem concluir que não existe diferença estatisticamente significativa entre a atividade de vestir e despir o casaco dos inquiridos com PC e dos inquiridos com PC e HC porque $X2 = 3{,}083$, df = 2, um valor de p = 0,214 é superior ao nível de significância a = 0,05.

Tabela 25: Utilização de transportes públicos por crianças com PC e hidrocefalia

Tipo de deficiência		Utilização de transportes públicos			Teste exato de Fisher
		Sim	Não	Com ajuda	
PC	número	6	16	10	
	%	18.8	50	31.2	
PC e HC	número	2	17	13	p=0.322
	%	6.3	53.1	40.6	
Total	número	8	33	23	
	%	12.5	51.6	35.9	

A Tabela 25 apresenta a situação dos inquiridos, bem como as tabelas anteriores, sobre a atividade de utilização dos transportes públicos. Os resultados de um inquérito a 64 inquiridos mostram que 23 ou 35,9% precisam de ajuda para utilizar os transportes públicos, 33 inquiridos ou 51,6% não utilizam os transportes públicos e 8 ou 12,5% utilizam os transportes públicos de forma autónoma.

Quanto às crianças com paralisia cerebral, a maioria delas, 16 ou 50%, não utiliza os transportes públicos, 10 ou 31,2% utilizam-nos com ajuda e 6 ou 18,8% utilizam os transportes públicos de forma autónoma.

No que diz respeito às crianças com paralisia cerebral e hidrocefalia, 17 ou 53,1% não utilizam os transportes públicos, 13 ou 40,6% utilizam-nos com ajuda e 2 ou 6,3% utilizam os transportes públicos de forma autónoma.

Os resultados obtidos permitem concluir que não existe diferença estatisticamente significativa entre a atividade de utilização de transportes públicos dos inquiridos com PC e dos inquiridos com PC e HC, uma vez que o valor de p = 0,322 é superior ao nível de significância.

Tabela 26: Utilizar o telefone

Tipo de deficiência		Utilizar o telefone			Teste exato de Fisher
		Sim	Não	Com ajuda	
PC	número	14	16	2	
	%	43.8	50	6.3	
PC e HC	número	14	13	5	p=0.528
	%	43.8	40.8	15.6	
Total	número	28	29	7	
	%	43.8	45.3	10.9	

A Tabela 26 apresenta a situação dos inquiridos relativamente à atividade de utilização do telefone. Os resultados mostram que, dos 64 inquiridos, 29 ou 45,3% não utilizam o telefone, 28 ou 43,8% utilizam o telefone e 7 ou 10,9% precisam de ajuda para utilizar o telefone.

Nas crianças com PC, 16 inquiridos ou 50% não utilizam o telefone, 14 ou 43,8% utilizam o telefone de forma independente e 2 inquiridos ou 6,3% utilizam o telefone com ajuda.

No que diz respeito às crianças com paralisia cerebral e hidrocefalia, 14 inquiridos ou 43,8% utilizam o telefone, 13 ou 40,6% não utilizam o telefone e 5 inquiridos ou 15,6% precisam de ajuda para utilizar o telefone.

Os resultados obtidos apontam para a conclusão de que não existe diferença estatisticamente significativa entre a área de atividade das crianças com PC e das crianças com PC e HC, pois o valor de p = 0,528.

Tabela 27: Compras na loja

Tipo de deficiência		Compras na loja			Teste exato de Fisher
		Sim	Não	Com ajuda	
PC	número	3	22	7	
	%	9.4	68.8	21.8	
PC e HC	número	3	18	11	p=0.517
	%	9.4	56.3	34.3	
Total	número	6	40	18	
	%	9.4	62.5	28.1	

A Tabela 27 apresenta a situação dos inquiridos relativamente às compras na loja de actividades. Os resultados mostram que, dos 64 inquiridos, 40 ou 62,5% não conseguem fazer as compras de forma autónoma, 18 ou 28,1% precisam de ajuda para as fazer e 6 ou 9,4% fazem as compras na loja de forma autónoma.

Das crianças com paralisia cerebral, 7 inquiridos ou 21,8% fazem as compras com ajuda, 22 ou 68,8% não o fazem e 3 ou 9,4% fazem as compras na loja de forma independente.

No que diz respeito às crianças com paralisia cerebral e hidrocefalia, 3 inquiridos ou 9,4% fazem as compras de forma autónoma, 18 ou 56,3% não as fazem e 11 ou 34,3% vão às compras com ajuda.

Os resultados obtidos permitem concluir que não existe diferença estatisticamente significativa entre a atividade de fazer compras numa loja para os inquiridos com PC e para os inquiridos com PC e HC, pois o valor de p = 0,517.

Quadro 28: Preparar a mesa para comer

Tipo de deficiência		Pôr a mesa para comer			Teste exato de Fisher
		Sim	Não	Com ajuda	
PC	número	0	25	7	
	%	0	78.1	21.9	
PC e HC	número	6	22	4	p=0.031
	%	18.7	68.8	12.5	
Total	número	6	47	11	
	%	9.4	73.4	17.2	

A Tabela 28 mostra a situação dos inquiridos com paralisia cerebral e dos inquiridos com paralisia cerebral e hidrocefalia em termos de atividade de pôr a mesa. Os resultados mostram que, dos 64 inquiridos, 47 ou 73,4% não conseguem pôr a mesa, 11 ou 17,2% põem a mesa com ajuda e 6 ou 9,4% põem a mesa de forma independente.

Das crianças com paralisia cerebral, 25 inquiridos ou 78,1% não conseguem pôr a mesa, 7 ou 21,9% fazem-no com ajuda.

No que diz respeito às crianças com paralisia cerebral e hidrocefalia, 22 inquiridos ou 68,8% não conseguem realizar esta atividade, 6 ou 18,7% põem a mesa e 4 ou 12,5% precisam de ajuda.

Os resultados obtidos permitem concluir que existe uma diferença estatisticamente significativa entre a configuração da mesa de actividades para os inquiridos com paralisia cerebral e para os inquiridos com paralisia cerebral e hidrocefalia, uma vez que o valor de p = 0,031 é inferior ao nível de significância a = 0,05.

Quadro 29: Problemas nas actividades diárias

Tipo de deficiência		Actividades quotidianas								X^2 teste resultados
		Utilização de talheres	Beber de um copo	Calçar e descalçar os sapatos	Vestir e despir o casaco	Utilização de transportes públicos	Utilizar o telefone	Compras na loja	Pôr a mesa para comer	
PC	num ber	18	18	31	27	26	18	29	32	
	%	56.3	56.3	96.9	84.4	81.3	56.3	90.6	100	X2=2.O69
PC e HC	num ber	16	15	23	21	30	18	29	26	df=7
	%	50	46.9	71.9	65.6	93.8	56.3	90.6	81.3	p=0.956

Totais	num ber	34	33	54	48	56	36	58	58
	%	53.1	51.6	84.4	75	87.5	56.3	90.6	90.6

Os resultados mostram que uma maior percentagem de crianças com paralisia cerebral tem dificuldade em realizar as actividades diárias (56,3%) do que as crianças com paralisia cerebral e hidrocefalia (50%). A partir da Tabela 29, podemos ver que 100% das crianças com paralisia cerebral precisam de ajuda para pôr a mesa para uma refeição. Ao mesmo tempo, o maior problema ocorre no caso de calçar e descalçar os sapatos (96,9%), onde uma maior percentagem de pessoas precisa da ajuda de outra pessoa para realizar esta atividade. As crianças com paralisia cerebral e hidrocefalia que não precisam de ajuda para beber de um copo (46,9%) têm a percentagem mais baixa.

A partir dos resultados obtidos do teste, podemos constatar a insignificância estatística do nível de significância a = 0,05; $X2$ = 2-069; df = 7, p = 0,956.

O principal objetivo da investigação de Ivanovic (2012) foi determinar a viabilidade da realização de actividades diárias, incluindo a participação em actividades especiais organizadas por instituições para pessoas com paralisia cerebral, tetraplegia, paraplegia, esclerose múltipla e distrofia muscular. Os resultados das actividades diárias das crianças com deficiência em instituições de acolhimento foram baixos, enquanto o nível de intensidade do apoio nas actividades diárias das pessoas com perturbações que estão alojadas em instituições de acolhimento foi elevado (104).

As duas perguntas seguintes referem-se à autonomia para vestir a camisa e as calças.

Tabela 30: Tempo necessário para vestir a blusa

Tipo de deficiência	Tempo necessário para a criança vestir a blusa			Resultados de X^2 teste
	Dois minutos	Quatro minutos	Mais de quatro minutos	

PC	Número	7	5	20	$X^2 = 2,030$
	%	21.9	15.6	62.5	
PC e HC	Número	12	5	15	df=2
	%	37.5	15.6	46.9	
Total	Número	**19**	**10**	**35**	p=0.362
	%	**29.7**	**15.6**	**54.7**	

A Tabela 30 apresenta a situação dos inquiridos com paralisia cerebral e dos inquiridos com paralisia cerebral e hidrocefalia relativamente à atividade vestir a blusa. Os resultados mostram que dos 64 inquiridos, 35 ou 54,7% necessitam de mais de quatro minutos para vestir a blusa, 10 ou 15,6% necessitam de quatro minutos para se vestir e 19 ou 29,7% necessitam de dois minutos para realizar esta atividade.

A maioria das crianças com paralisia cerebral, 20 inquiridos ou 62,5%, precisa de mais tempo para vestir a blusa, 7 ou 21,9% precisam de dois minutos e 5 ou 15,6% precisam de quatro minutos para vestir a blusa.

Quanto às crianças com paralisia cerebral e hidrocefalia, 12 inquiridos ou 37,5% precisam de dois minutos para realizar esta atividade, 5 ou 15,6% precisam de quatro minutos e 15 ou 46,9% precisam de mais de quatro minutos para vestir a blusa.

Os resultados obtidos apontam para a conclusão de que não existe uma diferença estatisticamente significativa entre a atividade de vestir a camisa dos inquiridos com paralisia cerebral e dos inquiridos com paralisia cerebral e hidrocefalia, porque $X2 = 2,030$, df = 2 e o valor de p = 0,362 é inferior ao nível de significância a = 0,05.

Na investigação de Vrzhaleva (2013), dos 74 inquiridos com PC, apenas 14,86% conseguem vestir a roupa de cima sozinhos, 27,02% precisam de ajuda e 58,11% não conseguem realizar esta atividade e precisam da ajuda de outra pessoa (100).

Quadro 31: Tempo necessário para vestir as calças

Tipo de deficiência		Tempo necessário para vestir as calças			Pescador Teste exato
		2minutos	4minuites	mais de 4minuites	
PC	número	8	3	21	
	%	25%	9.4%	65.6%	
HC	número	7	8	17	p=0.257
	%	21.9%	25%	53.1%	
Totais	número	15	11	38	
	%	23.4%	17.2%	59.4%	

A Tabela 31 mostra a situação dos inquiridos com paralisia cerebral e dos inquiridos com paralisia cerebral e hidrocefalia na atividade de vestir as calças. Os resultados mostram que dos 64 inquiridos, 38 ou 59,4% necessitam de mais de quatro minutos para vestir as calças, 11 ou 17,2% necessitam de quatro minutos e 15 ou 23,4% necessitaram de dois minutos para se vestirem.

Quanto às crianças com paralisia cerebral, 21 inquiridos ou 65,6% precisam de mais tempo para vestir as calças, 8 ou 25% precisam de dois minutos e 3 ou 9,4% precisam de quatro minutos.

Quanto às crianças com paralisia cerebral e hidrocefalia, 7 inquiridos ou 21,9% precisam de dois minutos para realizar esta atividade, 8 ou 25% levam quatro minutos e 17 ou 53,1% precisam de mais de quatro minutos para se vestirem.

Os resultados obtidos permitem concluir que não existe uma diferença estatisticamente significativa entre a atividade de vestir calças nos inquiridos com paralisia cerebral e nos inquiridos com paralisia cerebral e hidrocefalia, porque o valor de p = 0,257 é superior ao nível de significância a = 0,05.

Na investigação de Vrzhaleva (2013), apenas 7 participantes conseguem vestir as calças sozinhos, 20 inquiridos precisam de ajuda e 63,51% não são capazes de realizar esta atividade (100).

Tabela 32: Tempo para vestir a blusa e as calças durante mais de quatro minutos

Tipo de deficiência		Tempo para vestir a blusa e as calças durante mais de quatro minutos		X^2 resultados dos testes
		Blusa	calças	
PC	número	20	21	X^2 =0,026
PC	%	62.5	65.6	
PC e HC	número	15	17	df=1
PC e HC	%	46.9	53.1	
Totais	número	35	38	p=0.872
Totais	%	54.7	59.4	

A Tabela 32 mostra que a maior percentagem de crianças com PC precisa de mais de quatro minutos para vestir a blusa (62,5%) e as calças (65,6%), enquanto as crianças com PC e PC têm menor percentagem enquanto vestem uma blusa (46,9%) e vestem as calças (53,1%). 35 crianças, ou seja, 54,7% das crianças com PC e PC precisam de mais tempo do que o necessário para vestir a blusa. Consequentemente, 59,4% das crianças com PC e PC e HC necessitam de mais de quatro minutos para vestir as calças.

A distribuição dos resultados é diferente entre os inquiridos com paralisia cerebral e os inquiridos com paralisia cerebral e hidrocefalia.

A investigação mostrou-nos que não há confirmação válida da significância do tempo entre os inquiridos com paralisia cerebral e os inquiridos com paralisia cerebral e hidrocefalia porque $X2 = 0,026$, df = 1, e o valor de p = 0,872.

As três perguntas seguintes estão relacionadas com a higiene geral/pessoal das crianças com PC e das crianças com HC.

Tabela 33: Resumo dos resultados da ida à casa de banho para esvaziar os intestinos

Tipo de deficiência		ir à casa de banho para esvaziar os intestinos			X^2 teste resultados
		Individualmente	Com pouca ajuda	Depender dos outros	
PC	número	8	10	14	$X2=0.096$
	%	25	31.3	43.8	
PC e HC	número	9	10	13	df=2
	%	28.1	31.3	40.6	
Totais	número	**17**	**20**	**27**	**p=0.953**

	%	26.6	31.3	42.2	

A Tabela 33 apresenta os mesmos inquiridos da atividade anterior. Os resultados mostram que, dos 64 inquiridos, 27 ou 42,2% estavam dependentes de outra pessoa, 20 ou 31,3% precisam de alguma ajuda para realizar esta atividade e 17 ou 26,6% fazem a atividade sozinhos.

Das crianças com paralisia cerebral, 14 inquiridos, ou 43,8%, são dependentes de outra pessoa, 10, ou 31,3%, precisam de alguma ajuda e 8, ou 25%, vão à casa de banho sozinhas.

Quanto às crianças com paralisia cerebral e hidrocefalia, 9 inquiridos ou 28,1% vão à casa de banho sozinhos, 10 ou 31,3% fazem-no com uma pequena ajuda e 13 ou 40,6% estão dependentes de outra pessoa.

Os resultados obtidos apontam para a conclusão de que não existe diferença estatisticamente significativa entre a atividade de ir à casa de banho dos inquiridos com PC e dos inquiridos com PC e HC porque $X2 = 0,096$, df = 2, e o valor de p = 0,953 é superior ao nível de significância a = 0,05.

Tabela 34: Visão geral dos resultados da ida à casa de banho - urinar

Tipo de deficiência		ir à casa de banho - urinar			X^2 resultados dos testes
		Individualmente	Com pequena ajuda	Depender dos outros	
PC	número	8	11	13	$X^2 = 0,422$
	%	25	34.4	40.6	
PC e HC	número	10	9	13	df=2
	%	31.3	28.1	40.6	

Totais	número	18	20	26	p=0.810
	%	28.1	31.3	40.6	

A Tabela 34 apresenta os mesmos inquiridos da atividade anterior. Os resultados mostram que, dos 64 inquiridos, 26 ou 40,6% estavam dependentes de outra pessoa para urinar, 20 ou 31,3% precisam de alguma ajuda para realizar esta atividade e 18 ou 28,1% podem urinar sozinhos

Das crianças com paralisia cerebral, 13 inquiridos, ou 40,6%, dependem de outra pessoa, 11, ou 34,4%, precisam de alguma ajuda e 8, ou 25%, podem ir sozinhas.

Quanto às crianças com paralisia cerebral e hidrocefalia, 10 inquiridos ou 31,3% urinam sozinhos, 9 ou 28,1% fazem-no com uma pequena ajuda e 13 ou 40,6% dependem de outra pessoa para urinar.

Os resultados obtidos permitem concluir que não existe uma diferença estatisticamente significativa entre a atividade de urinar dos inquiridos com PC e dos inquiridos com PC e HC porque $X2 = 0,422$, df = 2 e o valor de p = 0,810 é superior ao nível de significância a = 0,05.

Quadro 35: Síntese dos resultados para o sector balnear

Tipo de deficiência		Tomar banho			Pescador Teste exato
		Individualmente	Com pequena ajuda	Depender dos outros	
PC	número	0	10	22	
	%	0	31.3	68.7	
PC e HC	número	3	13	16	p=0.123
	%	9.4	40.6	50	

Totais	número	**3**	**23**	**38**
	%	**4.7**	**35.9**	**59.4**

A Tabela 35 apresenta os mesmos inquiridos, em comparação com a atividade do banho. Os resultados mostram que, dos 64 inquiridos, 38 ou 59,4% estão dependentes de outra pessoa para tomar banho, 23 ou 35,9% precisam de alguma ajuda para realizar esta atividade e 3 ou 4,7% tomam banho de forma independente.

Das crianças com paralisia cerebral, 22 inquiridos, ou 68,7%, dependem de outra pessoa para tomar banho e 10, ou 31,3%, precisam de uma pequena ajuda.

Quanto às crianças com paralisia cerebral e hidrocefalia, 3 inquiridos ou 9,4% tomam banho de forma autónoma, 13 ou 40,6% tomam-no com uma pequena ajuda de outra pessoa e 16 ou 50% estão dependentes de outra pessoa.

Os resultados obtidos permitem concluir que não existe diferença estatisticamente significativa entre a atividade de banho dos indivíduos com PC e dos indivíduos com PC e HC, uma vez que o valor de p = 0,123 é superior ao nível de significância a = 0,05.

A investigação de Vrzhaleva (2013) mostra que, de todas as actividades de autocuidado, as pessoas com PC têm problemas com o banho. De acordo com os resultados desta investigação, apenas 6,76% conseguem tomar banho sozinhas. Os restantes 93,24% realizam esta atividade com ajuda ou completamente dependentes de outra pessoa (100).

Tabela 36: Problemas na manutenção da higiene geral

Tipo de deficiência		Higiene geral			X^2 resultados dos testes
		A criança entra na sanita para esvaziar os intestinos?	A criança vai à casa de banho para urinar?	A criança toma banho?	
PC	número	24	24	32	**X2=0.022**
	%	75	75	100	

PC e HC	número	23	22	29	**df=2**
	%	71.9	68.8	90.6	
Totais	número	**47**	**46**	**51**	**p=0.989**
	%	**73.4**	**71.9**	**79.7**	

Os resultados mostram que uma maior percentagem de crianças com paralisia cerebral (75%) tem mais dificuldade, precisa de ajuda de outra pessoa ou é totalmente dependente de outra pessoa na realização de actividades relacionadas com a manutenção da higiene geral, ao contrário das crianças com paralisia cerebral e hidrocefalia (71,9%). É de salientar que um grande grupo de crianças com paralisia cerebral (100%) consegue tomar banho de forma autónoma. Por outro lado, a menor percentagem de crianças que necessitam de ajuda são as crianças com paralisia cerebral e hidrocefalia para urinar (68,8%).

Com base nos resultados, não existe diferença estatisticamente significativa (x2 = 0,022, df = 2, p = 0,989) ao nível de a = 0,05 na atividade associada à higiene geral de crianças com paralisia cerebral e crianças com paralisia cerebral e hidrocefalia.

A questão seguinte diz respeito às capacidades intelectuais das crianças com PC e das crianças com PC e HC.

Tabela 37: Resumo dos resultados das capacidades intelectuais das crianças com PC e das crianças com PC e HC

Tipo de deficiência	Capacidades intelectuais das crianças			X² teste resultados
	Capacidades intelectuais médias	Capacidades intelectuais limitadas	Abaixo da média (ligeira, moderada ou profunda) intelectual deficiências	

					X2=4.O37
PC	número	10	9	13	
	%	31.3	28.1	40.6	
PC e HC	número	15	3	14	df=2
	%	46.9	9.3	43.8	
Totais	número	25	12	27	p=0.133
	%	39	18.8	42.2	

A Tabela 37 apresenta os mesmos inquiridos em termos de capacidade intelectual. Os resultados mostram que, dos 64 inquiridos, 27 ou 42,2% têm uma deficiência intelectual abaixo da média (ligeira, moderada ou profunda), 12 ou 18,8% têm capacidades intelectuais limitadas e 25 ou 39,1% têm uma capacidade intelectual média.

Das crianças com paralisia cerebral, 13 inquiridos ou 40,6% têm deficiências intelectuais abaixo da média (ligeira, moderada ou profunda), 9 ou 28,1% têm capacidades intelectuais limitadas e 10 ou 31,1% têm uma inteligência média.

Considerando as crianças com paralisia cerebral e hidrocefalia, 14 inquiridos ou 43,8% têm capacidades intelectuais abaixo da média, 3 ou 9,4% têm capacidades intelectuais limitadas e 15 ou 46,9% têm uma inteligência média.

Os resultados obtidos permitem concluir que não existe diferença estatisticamente significativa nas capacidades intelectuais dos alunos com PC e dos alunos com PC e HC
porque $X2 = 4,037$, df = 2, e o valor de p = 0,133 é superior ao nível de significância (a = 0,05).

Os resultados dos estudos americanos (Singh BK, Masey H) mostram que mais de 45% das pessoas com paralisia cerebral têm deficiências intelectuais e 25% delas têm deficiências graves ou moderadas (105).

De acordo com Macic D., 19,39% das crianças com PC são mentalmente subdesenvolvidas e 11% têm um atraso mental ligeiro (106).

Examinando as capacidades intelectuais das crianças com PC, Hopkins (1959) e colegas afirmaram que os resultados sugerem uma distribuição diferente da deficiência intelectual em 933 inquiridos com diferentes tipos de PC (107). Nos inquiridos com hemiplegia surge um desenvolvimento psicomotor retardado e um desenvolvimento lento da inteligência (Mitrovic i Doric 1979), na forma diplégica ocorre deficiência intelectual de grau variável (Krstic, 1980), e na quadriplegia surge deficiência intelectual grave (Mitrovic i Doric; Krstic) (108,109).

Na pesquisa de Valkova (2012) é representada a possibilidade de envolvimento das crianças com PC em desportos competitivos que são organizados em diferentes níveis:

a) As pessoas sem deficiência intelectual podem treinar e competir no IPC (Comité Paralímpico Internacional),

b) As pessoas com deficiências intelectuais podem treinar e competir na federação Inas-FID ou nos Jogos Olímpicos Especiais (110).

Em 1962 foi efectuado um estudo (Laurence e Coates) em que apresentavam crianças com hidrocefalia não tratada. Apenas 38% das crianças tinham resultados de QI dentro da média (111). O desempenho intelectual é afetado mesmo quando a hidrocefalia é tratada cirurgicamente e a inteligência global é baixa e inferior à média (Heinsbergen et al., Lindquist et al., Lumenta e Scotarczak) (90,112,113).

Durante a realização desta investigação, deparámo-nos com várias limitações. O pequeno número de crianças com hidrocefalia no território da República da Macedónia foi a primeira limitação. O maior obstáculo foi o facto de não frequentarem os centros de reabilitação, razão pela qual os pais foram entrevistados nas suas casas. Um problema surge quando alguns pais se recusam a preencher o questionário.

CONCLUSÕES E RECOMENDAÇÕES

Conclusões

Na sequência dos objectivos e tarefas da investigação, da análise dos resultados e da discussão, podemos concluir o seguinte:

❖ Dos 32 inquiridos com paralisia cerebral, 37,5% têm quadriplegia, 15,6% têm paraparesia e a percentagem mais baixa de monoparesia é de 6,3%.

❖ Dos 32 inquiridos com paralisia cerebral e hidrocefalia, 53,1% têm válvula incorporada, enquanto 46,9% não têm válvula.

❖ A dependência de outra pessoa para ir à casa de banho esvaziar os intestinos foi de 43,8% das pessoas com PC e 40,6% das pessoas com PC e HC.

❖ A maior proporção de inquiridos com PC (62,5%) precisa de mais tempo para vestir a blusa, enquanto os inquiridos com HC 46,9% precisam de mais tempo para realizar esta atividade.

❖ De acordo com os resultados, 56,2% das crianças com PC e 56,2% das crianças com PC e HC sentam-se de forma independente. Sentam-se com dispositivos de assistência 31,3% das crianças com PC e 12,5% das crianças com PC e HC.

Relativamente à Sub-hipótese podem ser apresentadas as seguintes conclusões:

❖ **A maioria das crianças com paralisia cerebral necessita de assistência e ajuda com dispositivos de assistência para a transferência, em comparação com as crianças com paralisia cerebral e hidrocefalia.** Uma grande percentagem de pessoas com PC (62,5%) na atividade de transferência requer a assistência de outra pessoa e ajuda com dispositivos de assistência. Nas pessoas com PC e HC os resultados são semelhantes, 59,4% necessitam de outra pessoa e de ajuda com dispositivos de apoio para realizar esta atividade. A sub-hipótese não é confirmada (p =0,872).

❖ **Percentagens mais elevadas de crianças com PC têm um desequilíbrio em comparação com as crianças com PC e HC.** Crianças com PC e HC, 43,8% têm equilíbrio prejudicado, enquanto 43,8% das pessoas com PC têm equilíbrio parcialmente prejudicado. A sub-hipótese não foi confirmada (p = 0,498).

❖ **As crianças com PC e HC têm maior dificuldade na realização das actividades diárias em relação às crianças com PC.** De acordo com os resultados, 53,1% das crianças com PC e PC não utilizam os transportes públicos, enquanto que com PC 50%. As dificuldades ocorrem na hora de fazer compras na loja, 68,8% das crianças não vão às compras e 56,3% das com PC e HC não conseguem realizar essa atividade. A sub-hipótese não foi confirmada (p =0,956).

❖ **As crianças com PC e HC têm mais dificuldade em vestir a blusa e as calças do que as crianças com PC.** De acordo com os resultados da investigação, as crianças com PC têm mais dificuldade em vestir a blusa (62,5%) do que as crianças com PC e PC (46,9%). Na hora de vestir as calças, as dificuldades são de 65,6% das crianças com PC e 53,1% das crianças com PC e PC com HC. A sub-hipótese não foi confirmada (p =0,872).

❖ **As crianças com PC têm mais dificuldades em calçar e descalçar os sapatos, em comparação com as crianças com PC e PC.** A maior percentagem de crianças com PC 59,4% não consegue realizar esta atividade, enquanto a percentagem de crianças com PC e HC é de 46,9%. O valor de p = 0,023 é estatisticamente significativo. Este facto comprova a subhipótese 5.

❖ **Uma grande percentagem de crianças com PC e crianças com PC e HC têm doenças associadas (concomitantes).** De acordo com os resultados do questionário, 42,2% têm doenças concomitantes. Os inquiridos com PC 40,6% têm doença concomitante e as crianças com HC têm uma situação semelhante, 43,8. A sub-hipótese não é confirmada (p = 0,8).

❖ **Uma maior percentagem de crianças com PC e crianças com PC e HC têm capacidades intelectuais abaixo da média.** Os inquiridos com PC e HC 42,2% têm deficiência intelectual abaixo da média (ligeira, moderada ou profunda) e 39,1% têm capacidades intelectuais médias. A sub-hipótese não foi confirmada (p = 0,121).

Recomendações

J Aumentar a qualidade de vida das crianças com PC e crianças com hidrocefalia, facilitando o acesso às ruas, instituições e escolas, possibilitando dispositivos de assistência e cadeiras de rodas mais modernos.

J Contratar professores de educação especial, terapeutas da fala e outros especialistas, principalmente em creches.

J As creches devem ter um assistente social que trabalhe com crianças com PC e crianças com hidrocefalia para uma melhor adaptação e integração social.

J Proporcionar passeios, caminhadas, férias, férias de inverno para a socialização destas crianças. Maior socialização destas pessoas através de seminários, fóruns e workshops.

J Reabilitação de crianças com paralisia cerebral e crianças com hidrocefalia duas vezes por ano. Boa avaliação e exame do paciente, aconselhamento e formação para adaptar a casa a estas pessoas, formação para utilizar os dispositivos de assistência e programa de exercícios para trabalhar em casa.

J Abertura de novos postos de trabalho para pessoas com PC e pessoas com hidrocefalia, com condições adaptadas à sua condição, e assim permitir a participação ativa destas pessoas na sociedade.

J Necessidade de dar mais apoio às associações de PC e à associação de crianças com hidrocefalia, para aumentar a sua confiança e funcionar normalmente, independentemente da sua deficiência e doença.

J Os centros de dia devem ser obrigados a contratar um psicólogo para falar com as crianças com PC e com hidrocefalia, a fim de prevenir as perturbações psicológicas destes indivíduos.

APÊNDICE

Questionários

I Desenvolvimento da capacidade motora/mobilidade

1. A criança senta-se?
- independentemente
- com dispositivos de assistência
- com a ajuda de outra pessoa

2. A criança sai para o meio ambiente   ?
- independentemente
- com dispositivos de assistência (andar de bebé, muletas ou dispositivos ortopédicos)
- com a ajuda e assistência de outra pessoa

3. A criança levanta-se da cama ou de uma cadeira?
- independentemente
- com dispositivos de assistência (andar de bebé, muletas ou dispositivos ortopédicos)
- com a ajuda de outra pessoa

4. Como é que a criança faz a transferência de um ambiente para outro?
- com dispositivos de assistência
- de forma autónoma sem a ajuda de outra pessoa
- com a ajuda de outra pessoa e de um dispositivo

5. A   criança tem uma postura correcta?
- Sim
- Não
- Parcialmente

6. A criança tem um desequilíbrio?
- Sim
- Não
- Parcialmente

7. A criança consegue correr?
- Sim
- Não

8. A criança tem controlo sobre as suas mãos?
- Sim
- Não
- Parcialmente

9. A criança passa da posição deitada para a posição sentada, individualmente?
- Sim
- Não
- Com ajuda

10. A criança sobe e desce as escadas, individualmente?
- Sim
- Não
- Com ajuda

II actividades quotidianas

11. A criança veste-se:

- Individualmente
- - Com ajuda
- completamente dependente de outra pessoa

12. Tempo necessário para vestir uma blusa:
- dois minutos
- quatro minutos
- mais tempo do que o necessário

13. Tempo necessário para vestir uma calça:
- dois minutos
- quatro minutos
- mais tempo do que o necessário

14. Todos os dias a criança utiliza:
- Cadeira de rodas
- Andarilho, muletas ou outros aparelhos ortopédicos
- Nada (não utiliza qualquer dispositivo)

15. A criança come:
- independentemente
- com uma pequena ajuda
- dependente de outra pessoa

16. A comunicação com outras pessoas é:
- normal
- com dificuldade, é preciso algum tempo para compilar uma frase
- a comunicação é prejudicada

17. Pode deixar a criança sozinha durante o dia?
- Não
- talvez possa, mas os pais têm medo
- Sim, é possível

18. Trabalhos de casa:
- independentemente
- com a ajuda de outra pessoa
- dependente de outra pessoa

19. O teu filho sabe escrever?
- Sim, de forma autónoma
- com a ajuda de outra pessoa (com ou sem a ajuda de aparelhos)
- não

20. A criança vai para a escola?
- Sim, de forma autónoma e sem assistência
- com a ajuda de outra pessoa
- a transferênciaorganizada

21. A criança utiliza um computador portátil?
- Sim, de forma autónoma
- Com a ajuda de outra pessoa

- Não é utilizado
22.   A criança usa talheres (garfo e colher)?
- Sim
- Não
- Comajuda
23.   A criança bebe de uma chávena?
- Sim
- Não
- Com ajuda
24.   A criança calça e descalça os sapatos?
- Sim
- Não
- Com ajuda
25.   A criança veste-se com e sem o casaco?
-     Sim
-     Não
-     Com ajuda
26.   A criança utiliza transportes públicos?
-     Sim
-     Não
-     Com ajuda
27.   A criança utiliza o telefone?
-     Sim
-     Não
-     Com ajuda
28.   A criança vai às compras?
-     Sim
-     Não
29.   A criança põe a mesa da sala de jantar?
-     Sim
-     Não
-     - Com ajuda

III Higiene pessoal

30.   Quanto tempo é necessário para a criança lavar as décimas?
-     tempo normal, 2-3 minutos
-     mais do que o tempo necessário
-     dependente de outra pessoa
31.   A criança fica com os intestinos vazios:
-     independentemente
-     com a ajuda de outra pessoa
-     dependente de outra pessoa
32.   A criança vai urinar:

- independentemente
- com a ajuda de outra pessoa
- dependente de outra pessoa uma pessoa

33. A criança toma banho?
- independentemente
- com a ajuda de outra pessoa
- dependente de outra pessoa

34. A criança lava a cara e as mãos?

35. - Sim
- Não
- Com ajuda

35. A criança faz a sua higiene pessoal sozinha (muda de roupa, higiene do corpo)?
- Sim
- Não
- Com ajuda

36. A criança limpa e arruma o seu quarto?
- Sim
- Não
- Com ajuda

IV Outros/outras actividades

37. Forma de paralisia cerebral?
- espástico
- atáxica
- hipotónico
- outros

38. Forma de paralisia cerebral?
- Monoparesia
- Paraparesia
- Hemiparesia
- Quadriplegia
- Outros

39. A criança tem hidrocefalia e tem bomba incorporada?
- tem hidrocefalia e não tem bomba incorporada
- tem hidrocefalia e construiu uma bomba
- sem hidrocefalia

40. O seu filho está a fazer fisioterapia, ou seja, reabilitação?
- vai ocasionalmente
- não vai mais
- não necessita de reabilitação

41. A criança tem orientação no espaço?
- Sim
- Não
- Parcialmente

42. A criança tem uma perturbação no desenvolvimento dos sentidos?
- Visão
- Audição
- Não

43. A criança tem doenças associadas?
- Sim
- Não

44. Quais são as capacidades intelectuais das crianças com paralisia cerebral e hidrocefalia?
- média
- limitado
- inferior à média (deficiência intelectual ligeira, moderada, grave ou profunda)

Referências

.Cerebralna paraliza - pojam I uzroci. http: //www.cerebralnaparaliza.rs/cerebralna-paraliza/148-cerebralna-paraliza-uvod (acedido em dezembro de 2013)

Morris C. Definição e classificação da paralisia cerebral: uma perspetiva histórica. Departamento de Saúde Pública. Universidade de Oxford, Reino Unido. 2007.

Cerebralna paraliza http://www.cdp-ri.hr/cerebralna-paraliza.htm (acedido em fevereiro de 2014)

Classificar a paralisia cerebral: Are We Nearly There? Disponível em: http://www.ncbi.nlm.nih.gov/pubmed/24919134 (acedido em dezembro de 2013)

Dimitrova - N. E.2009. Fizikalna medicina I rehabilitacija. Skopje. Faculdade de Medicina

Rapaic D, Nedovic G. Cerebralna paraliza prakicke i kognitivne funkcije. Beograd: Fakultet za specijalnu edukaciju I rehabilitaciju; 2011.

Cerebralna paraliza. http://www.cdp-ri.hr/cerebralna-paraliza.htm (acedido em dezembro de 2013)

Bax MCO. Terminilogia e classificação da paralisia cerebral. Develomental Medicine and Child Neurology 1964;5:295

Thorogood C, Alexander MA. Reabilitação e paralisia cerebral. MedSkape.2013. Disponível em: http: //emedecine.medskape. com/article/310740-overview#showall (Acedido em outubro de 2013)

Ingram TTS. A neurologia da paralisia cerebral. Archives of desease of childhood 1966 agosto; 41;218:337

Veena- Slaich- Cerebral_Palsy... -Jaypee-Brothers-Medical-Publishers-(P)_LTD(2009)

Mladina S. Sinanovic O. (2004). Cerebralna paraliza, Zastita razvojnog doba. Tuzla: Bosanska rijec.

Vranisevic D. Diferencijalna dijagnoza u nevrologiji. Beograd: GIP Slobodan Jovic; 1995.

Rehabilitacija-sto prije I sto upornije. Disponível em: http ://www.vasezdravlj e .com/izdanj e/clanak/790/ (acedido em dezembro de 2013)

A reabilitação de crianças com paralisia cerebral. Disponível em: http://www.poliklinika.org/home.aspx?Id=5&Type=2&IdLang =2 (acedido em dezembro de 2013)

Savic A. Tezina stanja. Rano otkrivanje dijagnostika I tretman poremecaja psihomotornog razvoja. Beograd: Specijalna bolnica za cerebralnu paralizui razvijnu neurologiju; 2002

Hidrocefalus. http://www.hrleksikon.info/definicij a/hidrocefalus .html (acedido em dezembro de 2013)

Vodena glava - hidrocefalus. http://www.centarzdravlja.rs/bolesti/449/vodena- glava-hidrocefalus/simptomi/2/ (acedido em dezembro de 2013)

.. Greenberg MS. Handbook of neurosurgery. 7ª edição. Nova Iorque: Thieme, 2010;307-37

Black P M, Ojemann RG, Tzouras A. CSF shunta for dementia, incontinência e distúrbios da marcha. Clini Neurosurg 1985;32:632-51.

Hidrocefalia (Hydrocephalus). http : //www. simptomi .rs/index.php/bolesti/16-hirurgija-sa-ortopedijom/3020-hidrocefalus-hydrocephalus (acedido em dezembro de 2013)

Paralisia cerebral. http://uid.hr/2013/05/cerebralna-paraliza/acedido em dezembro de 2013)

Slaich V. Cerebral Palsy (Paralisia Cerebral). Nova Deli: Jayee Brothers Medicinal Publeshers; 2009

Decija cerebralna paraliza. http://www.scribd.com/doc/123727666/Decija- cerebralna-paraliza (acedido em dezembro de 2013)

Dicionário médico (editorial)... 2nd ed ; 2008 (online). Disponível em : http://medical-dictionary.thefreedictionary.com/cerebral+palsy (acedido em outubro de 2012)

. Mejaski-Bosnjak, V. (2007) : Neuroloski sindromi dojenacki dobi I cerebralna paraliza, Paediatrica Crotica , 51 (Supll), 120-129

. Mutch, L.,Alberman, E., Hagberg, B. (1992) : Cerebal palsy epidemiology: where are we now and where are we go, Development Medicine and Child Neurology, 34, 547-551

Илиевска Л, Наумовски Р, Поповски А, даскаловска В, Лапчев Р, Петрова В, Цонов И, Основни принципи на современата неврологгща,просветно дело АД, Cro^e, 2002

Seminário sobre paralisia cerebral. http://www.scribd.com/doc/135535528/Cerebralna-Paraliza-Seminar (acedido em dezembro de 2013)

Savic A. Tezina stanja. Rano otkrivanje dijagnostika I tretman poremecaja psihomotornog razvoja. Beograd: Spesijalna bolnica za cerebralnu paralizu I razvojnu neurologiju; 2002

Vranisevik D.,2004. Diferencijalna dijagnoza u neurologiji. (livro eletrónico) Beograd. Medicinski fakultet. Disponível em: http://books. goo gle.mk/books/about/Diferencij alna dijagnoza u neuroligiji.html?id=8c4rAAAACAAJ&redir esc=y

Nelson KB, Grether JK. Causas da paralisia cerebral. Opinião atual em Pediatria 1999; 11: 487-91.

Han TR, Bang MS, Lim JY, Yoon BH, Kim IW. Factores de risco de paralisia cerebral em bebés prematuros. Am J Phys Med Rehabil 2002; 81: 297-303

O que é a paralisia cerebral? https://www.cerebralpalsy.org.au/what-is-cerebral- palsy/ (acedido em janeiro de 2014)

Prevalência da Paralisia Cerebral. http://www.news-medical.net/health/Cerebral-Palsy-Prevalence.aspx (acedido em janeiro de 2014)

Reabilitação de doentes com paralisia   cerebral. http://poliklinika.org/home.aspx?Id=5&Type=2&IdLang=2&gclid=CLilzbHh5L8CF W-WtAod2HoAT g (acedido em janeiro de 2014)

37.http://poliklinika.org/home.aspx?Id=5&Type=2&IdLang=2&gclid=CLilzbHh5L 8CFW-WtAod2HoATg

Allen MC, Alexander GR. Utilizar os marcos motores como um processo de várias etapas para rastrear a paralisia cerebral em bebés prematuros. Dev Med Child Neurol 1997; 39:12

 Zafeiriou DI, Tsikoulas IG, Kremenopoulos GM. Acompanhamento prospetivo dos perfis dos reflexos primitivos em bebés de alto risco: pista para um diagnóstico precoce da paralisia cerebral. Pediatr Neurol 1995; 13:148

M. Kri', I. Prpi} CEREBRALNA PARALIZA Medicina 2005;42(41): *64-68-67*

Mejaski-Bosnjak V, Resic B, Duranovic V, Babic-Polak J, Huzjan R, Gojmerac T. Uloga ultrasonografijeudijagnosticiiprognoziperinatalnog ostecenja mozga. Paediatr Croat 2000; 44: 23-31.

Murphy DJ, Hope PL, Johson A. Ultrasound findingsandclinicalantecendentsofcerebralpalsy in very preterm infants. Arch Dis Child Fetal Neonatal Ed 1996; 74: 105-9.

Levic Z. Osmovi Savremena Nevlologija, Zavod za ucebnika I nasavne sredstva, Beograd 2000

Cerebral Palsy. http://www.originsofcerebralpalsy.com/ (acedido em dezembro de 2013)

Vojta V. Die zerebralen Bewegungssteurungen in Sauglingsalter, Fruechdiagnose und Fruehtherapie. Enke Verlag, Stuttgart 1988

Meholjic- Fetahovic A. (2010). Novi koncenzus o primjeni botulinum toksina u tretmanu cerebralne paralyze. Tuzla: Treci Kongres fizijatara I prva ISPO konferencija BIH s medjunarodnim ucescem.

Stevanovic M. 1990. Medicinska rehabilitacija telesno invalidnih lica. Naucna kniga. Beograd

Sophie- Levitt-Treatment - of-Cerebral - Palsy - and - Motor-Delay - Wiley - Blackwell (2003)

Paralisia cerebral. http://www.mayoclinik.com/health/cerebralpalsy/DS00302/DSECTION=symptoms (acedido em dezembro de 2013)

Majkic M.1991. Klinicka kineziterapija. Univerzitet vo Titov grad

. Kostovic I, Judas M. Padrões transitórios de organização do cérebro fetal humano. Croatian Medical Journal, 1998; 39 (2): 107-1.

.. Kraegeloh-Mann I, Toft P, Lunding J, Andersen J, Pryds O, Lou HC. Brain lesions in preterms: origin, consequences and compensation. Ata Pediatr 1999; 88: 897-908.

. Levitt S. Treatment of Cerebral Palsy and Motor Delay (Tratamento da Paralisia Cerebral e do Atraso Motor). Bleckwell Science , 1995

. Cupic V, Miklousic AM. (1981). Neuroloski sindromi perinatalno ostecenog djeteta. Jug Pedijatr 1983; 26: 79-89

Чичевска-JoeaHOBa H. Рехабилитацща на лица со церебрална парализа. Jornal de educação especial e reabilitação (online) 2009. Disponível em: http://jser.fzf.ukim.edu.mk/index.php?option=com content&view=article&catid=49 %3A2000-12&id=364%3A2009-08-05-00-18-01&Itemid=58 (acedido em outubro de 2012)

. Kragelov-Mann, I., Cans, C. (2009): Cerebral palsy uptade, Brain Development , 31, 537-544

Eliasson , A.C ., Krumlinde-Sundholm, L., Rosblad, B., Bescung, E., Arner, M., Ohrvall, A.M.,Rosembaun, P. (2006): The Manual Ability Classification System (MACS) for children with cerebral palsy: scale development and evidenceof validityand reliability, Development Medicine and Child Neurology, 48, 549-554

Black P M, Ojemann RG, Tzouras A. CSF shunta for dementia, incontinência e distúrbios da marcha. Clini Neurosurg 1985;32:632-51.

Palisano R, Rosenbaum P, Walter S, Russel D, Wood E, Galuppi B. Desenvolvimento e fiabilidade de um sistema para classificar a função motora grossa em crianças com paralisia cerebral. Dev. Med Child Neurol 1997; 39: 214-23.

Backung E, Hagberg G. Neuroimpairments, activity limitations and participation restrictions in children with cerebral palsy. Developmental Medicine & Child Neurology, 2002; 44 (5): 309-16.

Eliasson , A.C., Krumlinde-Sundholm, L., Rosblad, B., Bescung, E., Arner, M., Ohrvall, A.M.,Rosembaun, P. (2006): The Manual Ability Classification System (MACS) for children with cerebral palsy: scale development and evidenceof validityand reliability, Development Medicine and Child Neurology, 48, 549-554

Amy Thornhill Pakula. Classificação e epidemiologia da paralisia cerebral. *Phys Med Rehabil Clin N Am 2009; 20: 425-452.*

Наташа Чичевска - Лованова. Процена на моторното и когнитивното функционирае кај лицата со церебрална парализа и лицата со ментална ретардацща-докторска дисертацща.Скоце: Филозофски факултет ;2007

Savic K. Osnovi decje habilitacije I rehabilitacije: prirucnik za lecenje I osposobljavanje hendikepirane dece I omladine. Beograd: Medicinska Fakultet - Zavod za izdavanje ucebnika ; 1982.

Ficorska D.1994. Kineziterapija.Prosvetno delo.Skopje
Jevtic M.2001. Klinicka kineziterapija. Kragujevac. Faculdade de Medicina
Stanley F, Blair E, Alberma E.2000. cerebral Palsies: Epidemiology and Causal
Pathways.Paris. Disponível em:
http://books.google.mk/books?id=jEc1q-CNg3ICprintsec=frontcover&dg=e-
books+cerebral+palasy+clasification&source=bl&ots=VUSVcLke X&sig+kKUWw
DR9YW4AydMobXPzaZsd-A&hl=mk&sa=X&ei=-
cJpUIGYGo7ItQamxlGQBw&ved=0C0Q6AEwAzgK#v=onepage&f=false (acedido
em dezembro de 2013)
Principi lijecenja dijece s cerebralnom paralizom. Disponível em:
http://www.paedcro.eom/hr/31 (acedido em 2013)
Paralisia cerebral. Disponível em:
http://www.fizioterapeut.org/bolesti/neurologija/cerebralna-paraliza.html (acedido em
dezembro de 2013)
Helen D. Fong. Trends in cerebral palsy research (Tendências na investigação da
paralisia cerebral). Nova Iorque: Nova Science Publishers; 2006.
Hidrocefalia. Disponível em: http://www.stetoskop.info?Hidrocefalus-857-c31-
sickness.htm (acedido em dezembro de 2013)
TpajkoecKu B. Медицински основи на инвалидноста. Филозофски факултет.
Скоце,2008.
Rowland L. Merritt's Neurology.11 edição. Publicado por acordo com Lippincott
Williams & Wilkins, EUA, 2005.
http://psyc.jmu.edu/school/documents/Hydrocephalus.pdf
Vodena glava - hidrocefalus. Disponível em:
http://www.mojpedijatar.co .rs/sr/article/hidrocefalus/416 (acedido em dezembro de
2013)
Como pode ajudar o seu filho com paralisia cerebral? Disponível em:
http://www.cbm.org/article/downloads/54741/Cerebral Palsy Toolkit -Part1 Flipcharts
English .pdf (acedido em dezembro de 2013)
Moriss C, Bertlett D. Sistema de Classificação da Função Motora Grossa: impacto e
utilidade. Development Child Neurology 2004 ;46:60-65.
Johnston MV , Hagberg, H. Sex and the pathogenesis of cerebral palsy (O sexo e a
patogénese da paralisia cerebral). Fundação Internacional de Investigação da Paralisia
Cerebral. 2007. Disponível em: http://www.crirf.org/stories/924 (acedido em dezembro
de 2013)
Sommer KM. Reabilitação Biomecânica Avançada. Holanda. Programa Internacional
de Fisioterapia. 2010
White-Kohing,M.,Arnaud, C., Dickinson, H.O., Thyen, U., Bechung, E., Fauconnier, J
et all. Determinantes da concordância entre pais e filhos nos relatórios de qualidade de
vida: Um estudo europeu de crianças com paralisia cerebral. Pediatrics,2007;120:804.
Wu YW, Day SM, Strauss DJ, Shavelle RM. Prognóstico da deambulação na
paralisia cerebral: um estudo de base populacional. Jornal oficial da Academia
Americana de Pediatria; 114(5) 2004. Disponível em:
http://pediatrics.aappublications.Org/content/114/5/1264.full
Wood E, Rosenbaum P. The Gross Motor Function Classification System for cerebral
palsy: a study of reliability and stability over time. *Dev Med Child Neurol.2000;42:292-
296*
Jan Adam MMS. Paralisia Cerebral: Comprehensive Review and Update Saudi Med
2006;26(2):123-132.
Carlsson M, Hagberg G, Olsson I. Aspectos clínicos e etiológicos da epilepsia em
crianças com paralisia cerebral. Dev Med Child Neurol 45:371-376. 2003. Disponível
em: http: //www. scope.org .uk/help-and-information/cerebral-palsy/introduction-

paralisia cerebral

Solveig S, Torstein VK. Discurso, linguagem expressiva e cognição verbal de crianças em idade pré-escolar com paralisia cerebral na Islândia. Developmental Medicine and Child Neurology 2011;55(1):74-80.

Singh BK, Maesey H, Morton R. Level of continence of children with cerebral palsy (Nível de continência de crianças com paralisia cerebral). *Paediatr Nurs.;* 18(4):23-6. 2006. Disponível em:
http://www.ncbi .nlm .nih. gov/pubmed/16719038

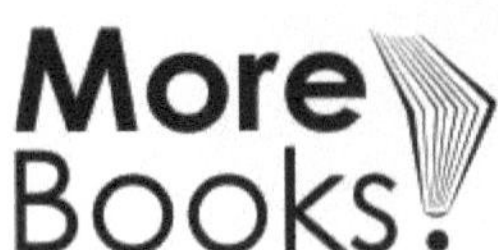

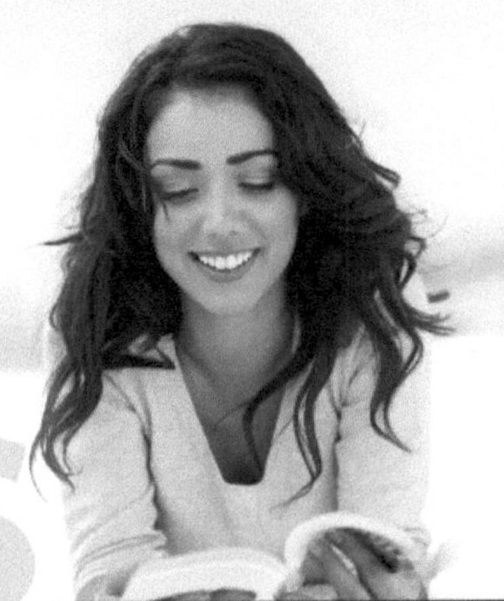

yes
I want morebooks!

Buy your books fast and straightforward online - at one of world's fastest growing online book stores! Environmentally sound due to Print-on-Demand technologies.

Buy your books online at
www.morebooks.shop

Compre os seus livros mais rápido e diretamente na internet, em uma das livrarias on-line com o maior crescimento no mundo! Produção que protege o meio ambiente através das tecnologias de impressão sob demanda.

Compre os seus livros on-line em
www.morebooks.shop

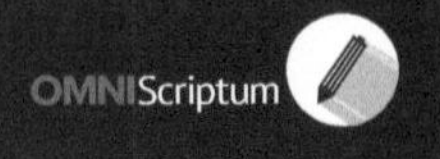

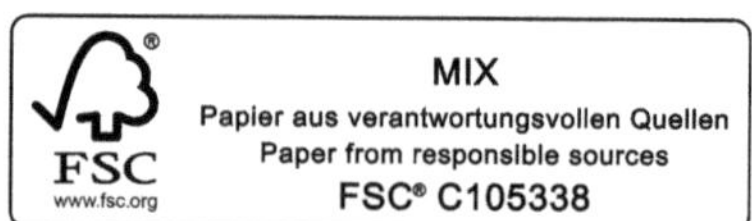

Printed by Books on Demand GmbH, Norderstedt / Germany